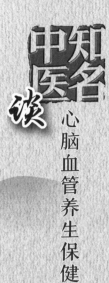

中医名家谈

心脑血管养生保健

心力衰竭
预防与康复

主　　编　王清海　黄培红

副 主 编　苏　慧　梁文坚　李　敏　刘秋江

编　　委　（以姓氏笔画为序）

　　　　　王　瑞　王清海　邓　韬　刘秋江　苏　慧　李　敏

　　　　　李　博　李燕萍　林志强　周嘉澄　徐玉莲　黄培红

　　　　　梁文坚

编委秘书　王　瑞

人民卫生出版社

图书在版编目（CIP）数据

知名中医谈心脑血管养生保健. 心力衰竭预防与康复 /
王清海，黄培红主编. — 北京：人民卫生出版社，2020
ISBN 978-7-117-29542-0

Ⅰ.①知… Ⅱ.①王… ②黄… Ⅲ.①心力衰竭－养
生（中医） Ⅳ.①R259.4②R277.73

中国版本图书馆 CIP 数据核字（2020）第 017085 号

人卫智网	www.ipmph.com	医学教育、学术、考试、健康，
		购书智慧智能综合服务平台
人卫官网	www.pmph.com	人卫官方资讯发布平台

知名中医谈心脑血管养生保健
——心力衰竭预防与康复

主　　编：王清海　黄培红
出版发行：人民卫生出版社（中继线 010-59780011）
地　　址：北京市朝阳区潘家园南里 19 号
邮　　编：100021
E - mail：pmph @ pmph.com
购书热线：010-59787592　010-59787584　010-65264830
印　　刷：三河市潮河印业有限公司
经　　销：新华书店
开　　本：710×1000　1/16　印张：5
字　　数：72 千字
版　　次：2020 年 3 月第 1 版　2020 年 3 月第 1 版第 1 次印刷
标准书号：ISBN 978-7-117-29542-0
定　　价：20.00 元

打击盗版举报电话：010-59787491　E-mail：WQ @ pmph.com
质量问题联系电话：010-59787234　E-mail：zhiliang @ pmph.com

前言

作为心血管病中医临床医生，每次与朋友相聚，被问最多的话题莫过于"到底什么是高血压""心脏病是怎么引起的""我们平时该怎么办才能不得心血管病""我近来走路总是气喘是怎么回事"……我总是在不断重复回答诸如此类的问题，花费不少时间。而在工作中，大量的关于"我的病能治好吗？""我的病用什么方法才能康复？""关于我的病，什么东西能吃，什么东西不能吃？"之类的提问也占用了医生大量的门诊时间。这说明广大人民群众越来越关注自身健康，对于心血管疾病预防和康复的要求在不断提高。尽管当前各种各样的健康讲座充斥着广播电视、报纸杂志，但宣教内容良莠不齐，有些甚至互相矛盾，让广大群众无所适从。所以，许多朋友和患者还是希望能够听听我们这些专业临床医生的意见。因此，我们萌生了写一套专门从中西医结合角度讨论心血管疾病预防与康复的科普书，以满足广大人民群众的健康需求。这就是编写本套书的初衷。

本套书共三本，围绕心血管疾病常见的高血压、冠心病、心力衰竭这三大类，用通俗易懂的语言，分别讨论疾病的基本概念、形成原因、危险因素、中西医结合预防和康复方法，其内容包括饮食、起居、情志、心理、运动、日常生活和工作等方面，让读者一套书在手，便可解决平时关心的诸多问题。更重要的是让大家掌握一些疾病预防和康复的小方法、小窍门，实现不得病、少得病、得小病、得了病能够尽快康复的愿望。

本套书的作者都是来自于广东省第二中医院心血管专科，其中有名中医、专家、教授，都长期从事临床一线工作。书中的许多内容都是平时指导患者进行预防和康复的实践经验，虽不敢说水平很高，但却有很高的实际应用价值。若本套书的出版，能够给读者带来益处，吾心足矣！

广东省第二中医院　王清海

2019 年 12 月 28 日于广州

目录

第一章 心力衰竭的基本知识

第二章　心力衰竭的预防

第三章　心力衰竭的康复

心力衰竭的基本知识

一、心脏的工作原理

1. 心脏是怎样工作的

人的心脏约拳头大小，是由肌肉组织组成的一个复杂的器官。它像水泵一样促使血液在动脉和静脉里流动，为身体各部位的细胞提供营养。心脏由心室和心房组成，分为上下两部分，同侧的心房和心室之间由瓣膜隔开，使血液按一个方向流动，防止反流；又可分为左心和右心，这两部分是完全分开的；右心房接受全身静脉回流的静脉血液（低含氧血），由右心室注入肺循环；获得充足的氧分后，鲜红的动脉血由肺静脉回流至左心，又由左心房至左心室经主动脉输出，送往全身的器官和组织。

心脏作为供血的重要器官，承担这么重大的责任，其自身的血供又是从哪里来的呢？其实心脏表面有不少的冠状动脉和静脉，这使心脏本身也能得到氧分的供给。冠状动脉是主要供给心脏养分的动脉，起于主动脉，分左右两支，环绕在心脏的表面，形状像王冠。一般情况而言，右房、右室由右冠状动脉供血。左室80%的供血来自左冠状动脉，20%来自右冠状动脉。

心脏能够日夜不停地跳动，是谁在"指挥"心脏认真工作呢？心脏有节律地跳动，是由于心脏本身含有一种特殊的心肌纤维，具有自动节律性兴奋的能力。心脏由复杂的传导系统构成，壁内有特殊心肌纤维组成的传导系统，其功能是发生冲动并传导到心脏各部，使心房肌和心室肌按一定的节律收缩，由心脏固定冲动起点兴奋，并由固定传导路线依次传递，从而使冲动传遍整个心脏。心脏由于冲动传导而产生节律性的运动，使心脏以固定的频率收缩和舒张，引起循环血液的往复运动，即心脏的泵血功能。

心脏日夜不停地工作，好像从来不曾"停下来"，难道它不累吗？心脏的跳动主要是因为构成心脏的心肌在收缩。其实心肌经常在休息，只不过休息的周期非常非常的短。人体处于休息状态时，心脏每次收缩0.49 秒，之后有 0.31 秒间歇。心动周期是这样的：心房收缩，心室就休息；然后心室收缩，心房就休息。它们就这样轮班休息，一天 24 小时，心房总共工作不到 4 小时，休息约 20 小时；心室工作不到 11 小时，休息约 13 小时。所以我们的心脏在正常状态下特别会"偷懒"，而且完全不影响我们的生理需要，堪称生物进化的完美"双赢"。

2. 什么是心脏的大小循环

血液循环是由体循环和肺循环两条途径构成的双循环。血液由左心室射出，经主动脉及其各级分支流到全身的毛细血管，在此与组织液进行物质交换，供给组织细胞氧和营养物质，运走二氧化碳和代谢产物，动脉血变为静脉血；再经各小静脉、中静脉，最后通过上、下腔静脉及冠状窦流回右心房，即左心室—主动脉—各级动脉—全身毛细血管网—各级静脉—上、下腔静脉—右心房。这一循环为体循环（也叫大循环），其意义是把富氧的动脉血送到全身，供给身体需要之后再回到心脏。血液由右心室射出经肺动脉干的各级分支到肺毛细血管，在此与肺泡进行气体交换，吸收氧并排出二氧化碳，静脉血变为动脉血；然后经肺静脉流回左心房，即右心室—肺动脉—肺毛细血管—肺静脉—左心房。这一循环为肺循环（也叫小循环），其意义是少氧的静脉血送到肺脏，通过气体交换转换成富含氧的动脉血回到心脏。

3. 什么是心排血量

心排血量即心室每分钟输出的血量。心脏不断地输出血液，供给机体新陈代谢的需要。心室每次搏动输出的血量称为每搏输出量。正常人在同一时期内，左心和右心接受回流的血量大致相等，输出的血量也大致相等。在静息状态下，心室每搏输出量约为 60～80ml，每分钟心输出量等于每搏输出量乘以心率，5～6L/min。心脏就像橡胶皮球一样，每收缩一次都会"挤"出一定的血液到全身，每分钟"挤"出血液的总量就是心的排血量。

4. 什么是心脏射血分数

心脏射血分数是一个用来评价心脏搏出功能的指标。EF（心脏射血分数）= 心室射血量 / 舒张末期心室容积。想象心脏的一个心室就是"皮球"，皮球每收缩一次挤出一定量的血液出心脏，随后舒张血液再次进入"皮球"，"皮球"从瘪变圆，此时"皮球"的体积就是舒张末期容积。正常情况下左心室射血分数为 ≥ 50%；右心室射血分数为 ≥ 40%。若小于此值即为心功能不全。

5. 心脏的负荷包括什么

心脏负荷是指心脏开展工作所需承担的工作量，分为前负荷和后负荷。

前负荷是指心肌收缩之前所遇到的阻力或负荷，即在舒张末期，心室所承受的容量负荷或压力。如果把心脏比喻为一个橡胶皮球，想象橡胶皮球里的水到一定容积后，皮球要把水挤出去，那么皮球里的水容量阻碍水从皮球排出的力就是心脏的前负荷。前负荷与静脉回流量有关，在一定范围内，静脉回流量增加，则前负荷增加。那么，影响静脉回流的因素有哪些呢？有以下几个：①瓣膜病变，如二尖瓣、三尖瓣、主动脉瓣关闭不全可使容量负荷增加，二尖瓣、三尖瓣狭窄可使容量负荷降低。②内外分流性疾病，如房间隔、室间隔缺损，动脉导管未闭可使容量负荷增加。③全身性血容量改变，如短时间内输入大量液体、甲亢、慢性贫血等可使容量负荷增加。大汗、腹泻、失血等则会导致有效循环血量减少，可使前负荷降低。

后负荷是指心肌收缩之后所遇到的阻力或负荷，又称压力负荷。主动脉压和肺动脉压就是左、右心室的后负荷。举例来说，左心室的后负荷主要取决于：①主动脉的顺应性：即主动脉内容量随压力升高，管壁扩张的能力，如血管壁增厚，则顺应性降低。②外周血管阻力：它取决于小动脉血管床的横断面积及血管紧张度，后者受血管和体液因素的影响。③血液黏度：血液黏度增高，则外周血管阻力增大。④循环血容量。简而言之，心脏这个橡胶皮球要把皮球里的水挤到连接在皮球上的管子里，那么这些管子阻止水从皮球里出来的阻力，就是后负荷。

二、心力衰竭的基本概念

6. 什么是心力衰竭

心力衰竭是指心脏当时不能搏出同静脉回流及身体组织代谢所需相称的血液供应。由各种疾病引起的心肌收缩能力减弱，心室射血功能受损，从而使心脏的血液输出量减少，心排血量不足以满足机体的需要，导致肺循环和（或）体循环瘀血，组织器官灌注不足并由此产生一系列症状和体征，称为心衰。根据临床症状可分为左心衰竭、右心衰竭和全心衰竭。左心衰竭最常见，亦最值得重视。绝大多数的充血性心力衰竭均以左心衰竭开始。右心衰竭多继发于左心衰竭，较少单独出现，后者可见于肺动脉瓣狭窄、房间隔缺损等。简而言之就是心脏这个皮球因为各种原因，不能顺利地将足量的血液挤出皮球，导致身体其他器官血液不足从而影响正常功能的情况。

7. 心力衰竭的分类方法

按心力衰竭发展的速度可分为急性和慢性两种，以慢性居多。急性者以左心衰竭较常见，主要表现为急性肺水肿。

根据心力衰竭发生的部位可分为左心、右心和全心衰竭。左心衰竭的特征是肺循环瘀血；右心衰竭以体循环瘀血为主要表现。

因心脏收缩功能障碍致收缩期排空能力减弱而引起的心力衰竭为收缩性心力衰竭；舒张性心力衰竭是由于舒张期心室主动松弛的能力受损和心室的顺应性降低以致心室在舒张期的充盈受损，因而心搏量降低，此时左室舒张末期压增高，而代表收缩功能的射血分数正常。

按症状的有无可分为无症状性心力衰竭和充血性心力衰竭。无症状性心力衰竭是指左室已有功能不全，而尚无心力衰竭症状的这一阶段，可历时数月到数年。

8. 心力衰竭是怎样分级的

目前最常用的是 NYHA 分级。NYHA 分级是按诱发心力衰竭症状的活动程度将心功能的受损状况分为四级。这一方案由纽约心脏病协会（NYHA）于 1928 年提出，因操作简单，临床上沿用至今。

Ⅰ级：患者有心脏病，但日常活动量不受限制，一般体力活动不引起过度疲劳、心悸、气喘或心绞痛。

Ⅱ级：心脏病患者的体力活动轻度受限制。休息时无自觉症状，一般体力活动引起过度疲劳、心悸、气喘或心绞痛。

Ⅲ级：患者有心脏病，以致体力活动明显受限制。休息时无症状，但比一般体力活动舒缓的运动即可引起过度疲劳、心悸、气喘或心绞痛。

Ⅳ级：心脏病患者不能从事任何体力活动，休息状态下也出现心衰症状，体力活动后加重。

9. 什么是急性心力衰竭和慢性心力衰竭

急性心力衰竭（AHF）指急性发作或加重的左心功能异常所致的心肌收缩力降低、心脏负荷加重，造成急性心排血量骤降、肺循环压力升高、周围循环阻力增加，引起肺循环充血而出现急性肺淤血、肺水肿并可伴组织、器官灌注不足和心源性休克的临床综合征，以左心衰竭最为常见。急性心衰可以在原有慢性心衰基础上急性加重或突然起病，发病前患者多数合并有器质性心血管疾病，可表现为收缩性心衰，也可以表现为舒张性心衰。急性心衰常危及生命，必须紧急抢救。

慢性心力衰竭（CHF）是指持续存在的心力衰竭状态，可以没有症状，也可以存在心衰的症状，但处于相对稳定的状态，均可因心脏负荷的加重而导致急性发作。

10. 什么是收缩性心衰和舒张性心衰

收缩性心衰主要临床特点为心排血量不足、收缩末期容量增大、射血分数降低和心脏扩大。大多数心衰为收缩性心衰。舒张性心衰是由于左心室舒张期主动松弛能力受损和心肌顺应性降低，心肌细胞肥大伴间质纤维化使其僵硬度增加，导致左心室在舒张期的充盈受损，心搏量减少，左室舒张末期压增高而发生的心衰。单纯性舒张性心衰占心衰患者的 30%，预后相对优于收缩性心衰。舒张性心衰可单独存在，也可与收缩性心衰同时存在。舒张性心衰多见于有高血压、糖尿病、左室肥厚的老年女性，并常有冠脉疾病或房颤者。

11. 什么是左心衰、右心衰和全心衰

心力衰竭按部位可分为左心衰竭和右心衰竭。左心衰竭主要表现为疲倦乏力，呼吸困难，初起为劳力性呼吸困难，终而演变为休息时也出现呼吸困难，只能端坐呼吸。阵发性呼吸困难是左心衰竭的典型表现，多于熟睡之中发作，有胸闷、气急、咳嗽、哮鸣，特别严重的可演变为急性肺水肿而表现为剧烈的气喘、端坐呼吸、极度焦虑和咳吐含泡沫的黏液痰（典型为粉红色泡沫样痰）、发绀等肺部瘀血症状。右心衰竭主要表现为下肢水肿，颈静脉怒张，食欲不振，恶心呕吐，尿少，夜尿，饮水与排尿分离现象等。主要体征是肺底湿性啰音或全肺湿性啰音，肺动脉瓣第二音亢进，奔马律与交替脉，肝大，肝 - 颈静脉回流征阳性，X 线检查以左心室或左心房增大为主。实验室检查则左心衰竭有 BNP（或 NT-proBNP）升高，飘浮导管测定肺动脉毛细血管楔嵌压增高；右心衰竭有静脉压明显增高。全心衰竭是同时伴有肺循环与体循环

瘀血，其临床表现为左右心力衰竭征象的综合。此时，右心衰竭的表现常比左心衰竭明显，而左心衰肺充血的临床表现反可因右心衰的发生而减轻。

12. 心力衰竭是怎样分期的

心衰会根据病情发展的不同分为 A 期、B 期、C 期和 D 期：A 期心衰患者处于发展为心力衰竭的高度危险中；B 期心衰的患者有导致心力衰竭的心脏结构异常，但从未出现心力衰竭症状或体征；C 期心衰的患者有结构性心脏疾病并有或曾经有心力衰竭症状；D 期心衰的患者有严重结构性心脏疾病。

A 期心衰：患者处于发展为心力衰竭的高度危险中。这些患者尚无心包、心肌或心脏血管的结构或功能异常，从未出现心力衰竭的症状和体征。例如：高血压、冠状动脉疾病、糖尿病患者；有使用心脏毒性药物治疗史或酒精滥用史、风湿热病史、心肌病家族史的患者。

B 期心衰：患者有导致心力衰竭的心脏结构异常，但从未出现心力衰竭症状或体征。例如：有左室肥厚或纤维化、有左室扩张或收缩力减弱、患有无症状的瓣膜疾病或曾发生心肌梗死的患者。

C 期心衰：患者有结构性心脏疾病并有或曾经有心力衰竭症状。例如：有左室收缩功能不良所致的呼吸困难或乏力、曾经出现心力衰竭症状而经治疗症状消失的患者。

D 期心衰：患者有严重结构性心脏疾病，尽管经过充分治疗，仍在休息时有明显的心力衰竭症状，需要特殊治疗。例如：因心力衰竭反复住院并且不能安全出院的患者；住院等待心脏移植的患者；在家持续接受静脉输液治疗以缓解症状或使用机械循环辅助设备，接受心力衰竭临终关怀的患者。

三、心力衰竭的病因及危险因素

13. 什么疾病可以导致心力衰竭

（1）心肌收缩性降低（"皮球"的"橡胶"收缩性变差）：各种心肌疾病引起的心肌收缩力减退。如：急性广泛性心肌梗死、扩张型心肌病、弥漫性心肌炎等。

（2）心脏负荷过重（"皮球"把水挤出受到的阻力增大）

1）压力负荷过重：常见于高血压、主动脉瓣狭窄、肺动脉高压、肥厚性梗阻性心肌病、肺动脉瓣狭窄等。

2）容量负荷过重：常见于二尖瓣关闭不全、主动脉瓣关闭不全、三尖瓣关闭不全、肺动脉关闭不全、慢性贫血、甲状腺功能亢进等。

（3）心脏舒张能力减低（"皮球"收缩变"瘪"再恢复"圆"的能力下降）：心脏舒张能力减低：因心脏舒张受限，使心脏发生充盈不足，心排血量减少，循环瘀血等征象。常见于限制型心肌病、肥厚性心肌病、高血压性心脏病等。

14. 心力衰竭发生的诱因有哪些

凡是能增加心脏负荷，使心肌耗氧量增加和／或供血供氧减少的因素皆可能成为心力衰竭的诱因。常见的诱因有：

（1）代谢需要增加：感染或发热、贫血、心动过速、妊娠及分娩等。

（2）前负荷增加：高钠饮食、过量输入液体、肾功能衰竭等。

（3）后负荷增加：高血压控制不良、肺动脉栓塞等。

（4）心肌收缩性损伤：心肌缺血或梗死、使用抑制心肌收缩的药物、大量喝酒等。

15. 哪些因素易诱发心力衰竭急性加重

心力衰竭急性加重指原来处于稳定状态的心脏，因为某些因素，突然病情恶化，引起心排血量显著、急剧降低导致组织器官灌注不足和急性瘀血。临床常见的诱因有：

（1）感染：各种感染是诱发心衰急性加重的最常见、最重要的因素，尤其以呼吸道感染为重。感染性心内膜炎出现瓣膜穿孔、腱索断裂致瓣膜性急性反流，亦可诱发急性心衰。

（2）与冠心病相关的急性心肌梗死，特别是大面积的心肌梗死，或有心肌梗死并发的乳头肌断裂、室间隔破裂穿孔等。

（3）高血压性心脏病血压急剧升高，或高血压病出现高血压危象时。

（4）心律失常：原有心脏病的患者，突发心律失常，尤其是快速心律失常或严重缓慢性心律失常。

（5）过度体力活动和情绪激动，使心率加快，心肌耗氧量增加，心脏负荷加重，诱发或加重心衰。

（6）肺栓塞：房颤或长期卧床患者易发生肺动脉栓塞，造成肺动脉高压，诱发急性右心衰。

（7）其他如输液过多、过快，妊娠、分娩，急性出血、长期贫血，电解质紊乱，药物使用不当等均可诱发或加重心力衰竭。

16. 冠心病为什么能导致心力衰竭

冠心病是导致心力衰竭的常见原因之一。冠状动脉狭窄或闭塞导致心肌缺血或梗死，使心肌供血逐渐或突然减少，心脏代偿能力明显下降，心肌的供氧不足，能量代谢不能满足心肌需要，局部代谢产物堆积致酸中毒，均可导致心肌收缩和舒张功能减退。心肌缺血、缺氧致心肌细胞受损，心肌细胞内离子转运改变，细胞膜对钠离子通透性增高，钙离子释放减少，影响了心肌兴奋 - 收缩耦联作用，使心肌收缩力减退。此外，冠脉狭窄或血栓形成，冠脉供血急剧减少或中断，可导致心室壁运动减弱，血流动力学改变而引起心室收缩和舒张功能减弱。上述因素反复作用，最终可导致心室泵血功能受损，出现心力衰竭症状。我们可将心脏看作人体的发动机，那么冠状动脉就是给发动机供油的油路，油路狭窄或堵塞了，发动机缺少油或没油了，动力自然就下降或没了。

冠心病多见于左冠状动脉发生病变，左心室缺血缺氧较为严重，因此冠心病多以左心衰竭为主要表现，长期严重的左心衰竭亦可致右心功能障碍，最后导致全心衰竭。

17. 高血压为什么会发展成为心力衰竭

高血压与心衰关系密切，心脏是高血压损害的主要靶器官之一，长期的血压升高使心脏压力负荷持续增高，儿茶酚胺与血管紧张素Ⅱ等因子都可刺激心肌细胞肥大，间质纤维化，可致左心室肥厚和扩张。长期高血压发生心脏肥厚和扩大后，称为高血压性心脏病。肥大的心肌细胞逐渐失去功能，这时心脏的功能不是增加，而是下降的。此外，持续血压增高还促进冠状动脉粥样硬化和微血管病变，血压水平与冠心病发生猝死、心肌梗死等事件呈正相关。两者相互作用，最终可导致心力衰竭，或诱发心律失常。

18. 瓣膜病为什么会导致心力衰竭

心脏瓣膜病是由先天性或后天性的原因造成的单个或多个瓣膜结构或功能异常，导致瓣膜口狭窄和／或关闭不全，引起血流障碍的疾病。瓣膜狭窄引起血流不畅，如二尖瓣狭窄，主动脉瓣狭窄等。瓣膜关闭不全导致血液反流。简单地讲，心脏瓣膜就相当于房间的门，瓣膜狭窄就相当于门打不开，瓣膜关闭不全就相当于门关不拢。

主动脉瓣狭窄可致心脏压力负荷（后负荷）过重，初期心室肌代偿肥厚以保证心脏射血，长期压力负荷过重可引起心肌发生结构和功能改变，后期出现心肌失代偿，心脏排血量下降，组织血液灌注不足，进而出现心力衰竭症状。

心脏瓣膜关闭不全引起心脏容量负荷（前负荷）过重，早期心室腔代偿性扩大，心肌收缩功能基本正常，后期心肌结构和功能发生改变，超过心肌代偿能力，导致心力衰竭。

19. 为什么老年人容易患心力衰竭

首先，随着年龄的增长，生理性的衰老会使心肌萎缩，弹性减弱，从而使心肌收缩力降低，心脏泵出的血液量也随之减少。如果患有肥厚性梗阻性心肌病这类影响心肌功能的疾病，就加重了原本已经功能退化的心脏的负担，就如同用久的皮球"老化"弹性减退，每次落地弹起的高度较以前低，如果由于疾病导致"皮球"某部分的橡胶硬化失去弹性，那么皮球的弹性会更差。

其次，人体是一个整体，功能相互影响，老年人多存在其他脏器的老化和疾病，比如高血压、动脉硬化、慢性阻塞性肺疾病等肺系疾病均可加重心脏的负担。心脏的负担加重，就如同用久的皮球，还要超出其负荷的用力收缩舒张，从而加速了皮球的老化，诱发了心衰。

20. 心力衰竭的危害性是什么

慢性心力衰竭的出现，危害的不仅仅是患者的身心健康，在病程的各个阶段，都是有可能发生猝死的，还容易引发多种严重并发症。那心力衰竭的危害有多严重呢？常见的表现有：

（1）呼吸道感染：慢性心力衰竭会导致患者的肺部处在瘀血的状态下，继而易导致支气管炎和肺炎的出现。

（2）心源性肝硬化：慢性心力衰竭的出现，会导致肝脏瘀血、缺氧的状态长期持续，容易诱发肝细胞萎缩、肝结缔组织增生，进而出现肝硬化、脾大及大量腹水，腹水压力可进一步恶化心肺功能。

（3）形成血栓：慢性心力衰竭患者要多注意休息，但若是长期卧床，是很容易导致患者的下肢静脉血栓的。血栓脱落进入血液中，则可导致肺栓塞，表现为胸痛、心悸、咯血、呼吸困难，进而加重心衰；血栓足够大，甚至可在数分钟内导致猝死。如有心房颤动，心房内血栓脱落，进入脑、肾、四肢中，轻则半身不遂，重则猝死。

（4）电解质紊乱：在慢性心力衰竭治疗的过程中，会有一部分患者需要长期地服用利尿剂，因而容易引起低血钾、低钠综合征。低血钾症轻者全身乏力，重者可出现严重心律失常；低钠综合征轻者肌肉抽搐，重者昏迷。

（5）缩短寿命：心衰是心脏病的晚期，心脏的电活动及功能均不正常，患者易发生猝死、心衰病情加重等情况，大大缩短了患者的寿命。

21. 哪些药物可致心力衰竭

由药物引起的心力衰竭称为药源性心力衰竭，常见诱发心力衰竭的药物主要有以下几种：

（1）洋地黄类药物：洋地黄类药物使用不当，如过早停药或洋地黄中毒会导致心律失常，尤其是快速型心律失常，使血流动力学发生改变，诱发或加重心衰。

（2）抗心律失常药：抗心律失常药有抑制心肌收缩力的作用，使用不当可诱发心衰。

（3）高血压类药物：某些抗高血压药物突然撤药，可诱发或加重心衰，如哌唑嗪、卡托普利等。另外有些高血压药，如硝苯地平，本身就有抑制心脏收缩的作用，在某些情况下可导致或加重心衰。

（4）其他如某些拟交感类药物、抗肿瘤药物、抗精神失常药物等亦可引起心力衰竭。

四、心力衰竭的临床表现

22. 心力衰竭有什么症状

（1）呼吸系统：呼吸困难，包括：①劳力性呼吸困难，轻者表现为体力劳动时出现呼吸困难，休息后可缓解。②夜间阵发性呼吸困难，患者入睡后，因突感气闷、气急而惊醒，被迫坐起，可伴有咳嗽或泡沫样痰，发作较轻者在坐起后有所缓解，经一段时间后症状可自行消失。严重者可持续性发作，咳粉红色泡沫样痰，甚至发展成为急性肺水肿。③端坐呼吸，患者在静息时已出现呼吸困难，平卧时加重，故需被迫采用端坐位或半卧位以减轻呼吸困难的程度。

（2）消化系统：消化不良、食欲不振、恶心、呕吐、腹泻等。

（3）其他典型症状：水肿。

以上是心衰发生的常见典型症状，如有出现应该提高警惕并及时去医院就诊，不要耽误治疗。

23. 气喘就一定是心衰吗

气喘是心衰的症状之一，但是气喘不一定是心衰，一些其他系统疾病，如哮喘、慢性阻塞性肺疾病、慢性支气管炎、神经官能症等均可有气喘的表现，还要结合全身症状，必要时行相关检查才能确诊心衰。

但是出现气喘要警惕心衰的可能，当伴随以下两大症状时需要警惕。

（1）症状一：活动耐量下降。比如患者在爬楼梯的过程中，之前可以"一口气"爬三层，现在中间爬到一层就觉得憋气，要停下来休息。随着病情的进展，患者在不活动的时候也会出现胸闷、气短。如患者睡觉时会慢慢出现不能平卧，必须高枕卧位，垫两三个枕头，或者是半坐卧位，甚至要坐起来，才会觉得不憋气、不胸闷，医学上叫作夜间阵发性呼吸困难。还有一种患者会出现睡着后憋醒，被迫坐起，喘几分钟或者十几分钟才舒服，医学上称为端坐呼吸。

（2）症状二：液体滞留。心衰患者会出现下肢水肿（脚或小腿有水肿），用力按压会出现小坑。这可能是心衰患者最早期的首发症状，除了水肿，患者并无不适。还有一类患者是腹胀，容易被当成发胖，实际上是液体滞留之后出现了腹水。

然而，很多情况下，心衰的症状很隐蔽，难以被发现。有基础心脏病的患者，最好能定期做检查，以便能及时发现端倪。

五、心力衰竭的诊断

24. 如何早期诊断心力衰竭

心力衰竭的早期诊断非常重要，关系到治疗及预后。日常生活中根据一些蛛丝马迹有助于我们判断是否有心力衰竭，以尽早治疗。主要有以下几点：

（1）呼吸困难：典型的是上楼后出现呼吸困难、憋气，有的是在夜间睡觉时憋气，坐起来后可减轻或缓解。

（2）咳嗽：可为干咳，仅在活动或平卧时加重，严重时会出现咳大量白色泡沫痰甚至粉红色泡沫痰。合并肺部感染时咳嗽会更明显，可与呼吸困难同时发生。

（3）神经系统症状：临床上可表现为头晕、焦虑不安、情绪紧张、失眠、嗜睡、精神错乱等，夜间较白天表现严重，随心功能好转症状可减轻或消失。

（4）胃肠道症状：腹部饱胀及食欲不振、恶心、呕吐等。

（5）尿的异常：尿量减少，而夜间尿量增多，尿中可有少量蛋白、红细胞或管型。

（6）心率增快：平素心率稳定在一定范围内，而最近一段时间心率较前明显增快。出现以上情况，无其他原因可解释时，需到医院就诊，看是否出现心力衰竭。

25. 医生如何诊断心力衰竭

医生通常会通过详细的病史询问、临床表现、体格检查及辅助检查诊断心力衰竭。主要有：

（1）有冠心病、高血压等基础心血管病的病史。

（2）有休息或运动时出现呼吸困难、乏力、下肢水肿的临床症状。

（3）有心动过速、呼吸急促、肺部啰音、胸腔积液、颈静脉压力增高、外周水肿、肝脏肿大的体征。

（4）有心腔扩大、第三心音、心脏杂音、超声心动图异常、利钠肽（BNP/NT-proBNP）水平升高等心脏结构或功能异常的客观证据。

（5）有收缩性心力衰竭或舒张性心力衰竭的特征，可作出诊断。

26. 确诊心力衰竭需要做哪些检查

（1）心电图异常可提示冠心病、高血压性心脏病等原发疾病。

（2）X线检查可显示肺瘀血和肺水肿。

（3）超声心动图可了解心脏的结构和功能、心瓣膜状况、是否存在心包病变、急性心肌梗死的机械并发症、室壁运动失调、左室射血分数等。

（4）动脉血气分析监测动脉氧分压（PaO_2）、二氧化碳分压（$PaCO_2$）。

（5）实验室检查血常规和血生化检查，如电解质、肾功能、血糖、白蛋白及高敏 C 反应蛋白。

（6）心衰标示物诊断心衰的公认的客观指标为 B 型利钠肽（BNP）和 N 末端 B 型利钠肽原（NT-proBNP）的浓度增高。

（7）心肌坏死标示物检测心肌受损的特异性和敏感性均较高的标示物是心肌肌钙蛋白 T 或 I（cTnT 或 cTnI）。

27. 急性肺水肿是怎么回事

急性肺水肿是急性左心衰呼吸困难最严重的表现形式。发作时，患者表现为气促、呼吸频率加快、端坐呼吸、面色灰白、口唇发绀、大汗、烦躁，同时频繁咳嗽、咳粉红色泡沫痰等。

急性肺水肿的病理为急性左心衰导致肺毛细血管压或肺静脉压升高，超过了血浆胶体渗透压，血管内血浆渗入到肺间质，或进一步渗入肺泡，影响气体交换，引起呼吸困难。

多种因素可诱发急性肺水肿，常见于过度体力活动或情绪激动、肺部感染、心律失常、输液过多过快、妊娠分娩、应用抑制心肌药物、麻醉等。

28. BNP 为什么能反映心脏功能

BNP 作为心衰定量标志物，不仅反映左室收缩功能障碍，也反映左室舒张功能障碍、瓣膜功能障碍和右室功能障碍情况。在急性呼吸困难患者中有 30%～40% 存在急诊医生难以确诊而影响预后，以 BNP 100pg/ml 作为临界值的阴性预测值达到 90%，可以减少 74% 的临床不确定性；而 BNP 超过 400pg/ml 提示患者存在心力衰竭的可能性达95%。而 BNP 在 100～400pg/ml 时可能由肺部疾病、右心衰、肺栓塞等情况引起。呼吸困难患者急诊就诊时的 BNP 水平以及治疗后的变化也可以反映其出院时风险。BNP 作为心衰的一项实验室指标，具有以下意义：① BNP 是心衰的定量标志物；② BNP 对于诊断心衰是高度准确的；③ BNP 可以辅助急诊科患者进行危险分层以便判断是该入院还是出院；④ BNP 测试有助于改善患者管理，减少总治疗费用；⑤ BNP 测试可节省 6 个月内费用；⑥ BNP 是心力衰竭最强大的预测物；⑦ BNP 水平有助于评估出院的安全性；⑧ BNP 指导的治疗能提高慢性心力衰竭疗效；⑨ BNP 水平，以及症状和体重增加，是确定临床失代偿的最好方法；⑩ BNP 是急性冠脉综合征患者死亡的最强大的预测物。

29. 心力衰竭时为何需要做心脏彩超

心力衰竭时做心脏彩超检查可了解心脏的结构和功能、心瓣膜状况、是否存在心包病变、急性心肌梗死的机械并发症、室壁运动情况、左室射血分数、心脏舒张功能等。根据心脏彩超提供的数据及描述，有助于医生判断心脏基础疾病、心衰的轻重，从而拟定治疗方案。

六、心力衰竭的治疗目的

30. 心力衰竭能够治好吗

心力衰竭是指由于心脏结构或功能异常，导致心室的充盈和 / 或射血能力受损的一组临床综合征。其发病机制主要为心室重构和神经内分泌激素系统异常激活，常见的临床表现为呼吸困难、乏力、水肿等。长期的心力衰竭可导致其他脏器受损。心力衰竭患者的预后涉及多方面，需综合评估，如导致心力衰竭的病因、诱因、NYHA 心功能分级、合并其他疾病、药物耐受程度、患者年龄等。一般来说，心力衰竭经适当的中西医结合治疗后能稳定在某一个阶段，患者基本能够维持日常的生活，生活质量不会受到太大影响；有的心力衰竭可临床治愈，如冠心病引发的心衰，经血运重建后有可能临床治愈。

31. 为什么心力衰竭生活质量会下降

（1）运动耐力下降：心力衰竭患者由于心排血量不足，运输到运动肌肉的氧不足，因而较低水平的运动就会出现无氧代谢，使运动耐力明显下降，体力活动受限，最终导致生活质量下降。

（2）性功能下降：重症心力衰竭患者由于心脏功能、心力衰竭症状以及所用药物（如：利尿剂、β受体阻滞剂、血管紧张素转换酶抑制剂）的影响，常出现性功能下降。

（3）焦虑、抑郁：心力衰竭患者中普遍存在焦虑、抑郁等负性情绪。焦虑、抑郁等不良心理反应会使人意志消沉，生理功能下降，免疫力下调，治疗依从性下降，并导致躯体疾病症状的扩大和社会功能缺陷，从而使生活质量下降。

（4）认知障碍：认知指思考、记忆、学习有关的精神活动，心衰患者的认知障碍常表现为记忆力、判断力、人格特征和日常活动能力的改变。

（5）个体心理特征：个体心理特征可通过一系列行为、认知机制，影响心血管患者的功能恢复，从而影响其生活质量。其中自我效能对心力衰竭患者的作用最为突出。自我效能在健康方面的意义表现为人们对追求健康能力的信念。

（6）社会支持：社会支持指社会环境中不同人群提供支持性行为的方法，社会支持影响患者的症状状态、功能状态、总体健康感觉和完好状态，从而影响其健康相关生活质量。所以，在心衰患者的社会支持网中，家庭成员特别是配偶与患者接触多，是为患者提供支持的重要资源。

32. 心力衰竭的治疗目的是什么

心力衰竭是临床常见病、多发病，发病率呈逐年上升趋势，随着年龄的增高，心力衰竭的患病率显著升高。在我国，心力衰竭的原因主要是冠心病、高血压、风湿性心脏瓣膜病、心肌病等。调查显示，各年龄段心衰病死率高于同期心血管其他疾病。心力衰竭的预后严重、病死率高、心血管事件发生率高、再入院率均较高，严重威胁人群身体健康和生活质量。近年来，尽管对于心力衰竭的治疗有了很大的进展，但其病死率依然很高，心衰的预防和治疗已经逐渐成为亟待解决的公共卫生问题。因此心力衰竭治疗的目的主要有：①积极改善或消除心衰的症状和体征，降低病残率，改善生活质量；②治疗原发病、消除诱因，以及运用药物治疗，预防心力衰竭的发生或者慢性心力衰竭进行性加重，降低心衰患者住院率；③降低心衰病死率，延长患者的寿命，提高生存率。

七、心衰的药物治疗

33. 心力衰竭的分类及治疗措施有哪些

心力衰竭根据病情发生的缓急，分为急性心力衰竭、慢性心力衰竭；根据部位分为左心衰竭、右心衰竭、全心衰竭；根据心室舒缩功能障碍分为收缩性心力衰竭、舒张性心力衰竭；根据心输出量分为低排量性心力衰竭、高排量性心力衰竭。以上这些分类分别从不同角度对心力衰竭进行了描述，但任何一种分类方法都不能完全解释心力衰竭患者的临床状况，因此，对心力衰竭患者应从多方面全面分析病情特点，以便采取恰当的治疗措施。

心力衰竭患者目前治疗措施主要有药物治疗、非药物治疗两个方面。

（1）药物治疗：常用的药物有利尿剂、血管紧张素转换酶抑制剂和血管紧张素Ⅱ受体拮抗剂、β受体阻滞剂、洋地黄类药物、血管活性药物、正性肌力药物等。目前心力衰竭药物治疗方面在短期应用正性肌力药物和血管活性药物治疗基础上，强调早期、持续应用改善心室重构、调节神经内分泌系统等药物，降低心力衰竭患者的死亡率，改善长期预后，主要的药物是 ACEI、ARB、β受体阻滞剂及醛固酮受体拮抗剂的应用。

（2）非药物治疗：心脏再同步治疗充血性心力衰竭、机械辅助循环、心脏移植、干细胞移植治疗心力衰竭。

心力衰竭是一个复杂的临床综合征，是不同病因导致心脏病变的严重阶段。不同病因或诱因的患者，病情轻重、血流动力学改变、临床并发症、对药物的反应和禁忌证均有明显差别，准确把握和综合分析病因、病情的发展变化，进行病因和个体化治疗非常重要。

34. 改善心力衰竭症状的药物有哪些

常用改善心力衰竭症状的药物主要有利尿剂、地高辛、血管扩张剂、伊伐布雷定等。

（1）利尿剂：利尿剂是缓解心衰患者最有效的药物。有液体潴留的心衰患者，利尿剂能够改善心功能、症状和运动耐量，降低心衰致残率和住院率。《中国心力衰竭诊断和治疗指南 2014》强调了利尿剂在心衰治疗中首要的基础和关键作用，其改善缓解心衰症状立竿见影。常用利尿剂主要有袢利尿剂、噻嗪类利尿剂、保钾利尿剂等。袢利尿剂适用于有明显液体潴留或伴有肾功能受损患者，如呋塞米、托拉塞米。噻嗪类利尿剂，适用于有轻度液体潴留、伴有高血压的患者。袢利尿剂和噻嗪类利尿剂常见不良反应为水电解质紊乱。低血钾的患者可以选用保钾利尿剂。

（2）地高辛：地高辛可降低心衰患者住院率，减少心衰致残率，有研究表明，慢性稳定性心力衰竭患者能够从地高辛治疗中获益。地高辛适用于已用利尿剂、ACEI 或 ARB、β 受体阻滞剂和醛固酮受体拮抗剂，仍持续有症状；左心室射血分数下降（LVEF ≤ 45%）的心力衰竭患者；对于伴有快速心室率的患者尤为适合。地高辛的应用注意事项：起始剂量和推荐剂量为 0.125 ~ 0.25mg/d，老年、肾功能损害、低体重的心衰患者剂量减半，已应用的患者不宜轻易停用，血药浓度维持在 0.5 ~ 1.0ng/ml。NYHA Ⅰ级患者不推荐使用。禁忌证包括：严重缓慢的心律失常，病态窦房结综合征，Ⅱ、Ⅲ度房室传导阻滞，预激综合征，肥厚性梗阻型心肌病，室壁瘤，颈动脉窦综合征，低钾血症，高钾血症等。

（3）血管扩张剂：血管扩张剂是改善急性心衰患者症状的常见药物，这些药物可降低收缩压、左心室和右心室充盈压以及外周血管阻力，改善呼吸困难。收缩压 > 110mmHg 的急性心力衰竭患者推荐静脉应用硝酸甘油和硝普钠。

（4）伊伐布雷定：心率是心血管疾病的危险因素，对于心衰患者，在目前最适治疗的基础上，降低心率至 55 ~ 60 次 /min，可进一步显著提高患者预后并改善症状。单纯降低心率的新药伊伐布雷定是特异性心脏起搏电流（If）抑制剂，特异性阻断窦房结起搏细胞动作电位 0 时相钠通道，使动作电位舒张期去极化减缓，R-R 间期延长；对心肌收缩、心输出量、冠脉血流、血压，外周阻力和心脏传导参数没有直接影响。伊伐布雷定适用于有窦性心律的射血分数下降的心衰患者，在使用了 ACEI 或 ARB、β 受体阻滞剂和醛固酮受体拮抗剂，且已达到推荐剂量或最大耐受剂量，心率仍然 ≥ 70 次 /min，持续有症状的患者（NYHA Ⅱ ~ Ⅳ级）。

35. 改善慢性心力衰竭预后的药物有哪些

常用的改善慢性心力衰竭预后的药物主要有三类，被称为治疗慢性心力衰竭的"金三角"。简述如下：

（1）ACEI/ARB：心力衰竭时机体内肾素 - 血管紧张素 - 醛固酮系统（RASS）高度激活，血管紧张素转换酶抑制剂（ACEI）抑制血管紧张素转换酶，减少血管紧张素 Ⅱ 水平，同时 ACEI 能抑制缓激肽的降解，提高缓激肽水平，增加前列腺素生成，在慢性心力衰竭治疗中发挥效应，对慢性心力衰竭的治疗具有里程碑的意义，是治疗心衰治疗的基石。中国 2014 年心力衰竭诊断和治疗指南提出：针对所有射血分数下降（LVEF < 40%）的心衰患者，必须且终身使用 ACEI，除非存在禁忌证；对于心衰高危人群，尽管还未出现心脏结构和功能的异常，应考虑 ACEI 预防心衰。卡托普利、贝那普利、依那普利、福辛普利、赖诺普利、培哚普利等 ACEI 类药物，都适应于慢性心力衰竭的治疗。如不能耐受 ACEI，则改以 ARB 替代。ACEI/ARB 类药物的应用，要从小剂量开始，逐渐递增，直至达到目标剂量或最大耐受剂量。禁忌证包括：既往服用 ACEI 发生严重不良反应，如喉头水肿、无尿性肾功能衰竭；

有致畸作用，孕妇禁用；严重肾功能不全；高钾血症；双侧肾动脉狭窄；显著的低血压等。

（2）β受体阻滞剂：慢性心衰时交感神经兴奋增强，β受体阻滞剂能预防、延缓，和逆转心室重构，改善心衰患者预后，降低心衰患者的死亡率和猝死率；β受体阻滞剂还具有抗心肌缺血、抗动脉粥样硬化、抗心律失常、降血压等作用，有利于心衰的病因治疗。β受体阻滞剂适应证：所有慢性心衰且病情稳定的患者均应使用β受体阻滞剂，除非有禁忌证或不能耐受。β受体阻滞剂应用注意事项：开始治疗前患者体重恒定（干体重），无液体潴留，利尿剂维持在合适剂量，血流动力学稳定；应从极小剂量开始，逐渐增加（以心率判断），达到最大耐受剂量或目标剂量后长期维持。

（3）醛固酮受体拮抗剂：醛固酮能促进心肌细胞凋亡和坏死、使心肌和血管纤维化、激活交感神经、导致电解质紊乱等，直接损害心血管系统，醛固酮受体拮抗剂能够直接干预这些副作用，降低醛固酮水平。心衰患者使用醛固酮受体拮抗剂能够进一步降低慢性心衰患者病死率、降低住院率。目前国内外及新指南，对醛固酮受体拮抗剂适应证的推荐，从心功能Ⅲ／Ⅳ级扩大到心功能Ⅱ级。中国2014年心力衰竭诊断和治疗指南推荐：所有已用ACEI/ARB和β受体阻滞剂患者，仍持续有症状（NYHA Ⅱ～Ⅳ级）且EF ≤ 35%患者推荐使用醛固酮受体拮抗剂。对于急性心肌梗死后、LVEF ≤ 40%，有心衰症状或既往有糖尿病史患者，同样推荐使用；应用注意从小剂量开始，逐渐加量，长期维持；密切监测血钾和肾功能。

36. 心力衰竭患者如何应用利尿剂

（1）心衰患者有液体潴留证据或曾有过液体潴留者，一般都应给予利尿剂，但利尿剂一般不作为单一治疗，一般应和ACEI及β受体阻滞剂联合应用。

（2）利尿剂应从小剂量开始，逐渐增加剂量，使体重每日减轻0.5～1.0kg；治疗过程出现电解质失衡应积极处理，但不停用利尿剂；

若出现低血压和氮质血症，应放慢利尿速度，一旦液体潴留完全消退，利尿剂应予以维持，患者每日记录体重变化可作为调整利尿剂用量的依据。

（3）轻度液体潴留而肾功能正常的患者，可选用噻嗪类，尤其适用于伴有高血压的心衰患者，氢氯噻嗪不宜超过 100mg/d，因此时已达最大效应，再增量亦无效；有明显液体潴留，特别伴有肾功能受损时，宜选用袢利尿剂，呋塞米的剂量与效应程线性关系，剂量不受限制。

（4）注意克服利尿剂拮抗现象。利尿剂拮抗的原因包括：心衰加重，肾小球滤过率降低；有效血容量减少；钠重吸收部位的重新分布。可通过以下方法克服：静脉给予利尿剂；联合使用 2 种或以上作用于不同部位的利尿剂；与增加肾血流的药物通用。

37. 如何判断利尿剂疗效

（1）每日监测体重：使用利尿剂通常使体重每日下降 0.5～1.0kg，如 3 天内体重突然增加 2kg 以上，应考虑患者已有水钠潴留，需加大利尿剂剂量。

（2）监测水肿情况：心衰患者常见足、踝、胫骨前水肿，随病情加重逐渐向上蔓延至全身。水肿范围扩大，提示水钠潴留加重，需调整利尿剂用量。

（3）监测肺部啰音变化：肺部啰音出现的范围增大，常提示心衰进展，肺水肿加重，这时候通常有气喘较前加重，咳嗽、咯痰增多等表现，结合胸片等其他检查可准确诊断，这时需加大利尿剂用量。

38. 心力衰竭患者如何应用洋地黄类药物

口服的洋地黄药物地高辛对心衰死亡率的下降没有作用，不存在推迟使用会影响存活率的可能性，因此早期应用并非必要。

地高辛被推荐用于改善心衰患者的临床情况，但应与利尿剂、ACEI、β 受体阻滞剂联合应用，对已接受 ACEI、β 受体阻滞剂治疗者症状改善欠佳，应及早使用地高辛，如患者对 ACEI、β 受体阻滞剂反应良好，足以控制症状，可停用。

掌握适应证：①心功能Ⅲ、Ⅳ级收缩性心衰；②房颤伴快速心室率的心衰患者；③窦性心律的心衰患者亦适用。

下列情况不宜使用：①预激综合征合并房颤；②Ⅱ度或以上房室传导阻滞（AVB）；③病态窦房结综合征无起搏器保护者；④单纯舒张性心衰如肥厚型心肌病，尤其伴流出道梗阻者；⑤洋地黄中毒或过量所引起的心衰加重与心律失常。

目前多采用自开始即用固定的维持量给药，0.125～0.25mg/d；对于70岁以上或肾功能受损者，地高辛宜用小剂量（0.125mg）每日1次或隔日1次。必要时，可采用较大剂量（0.375～0.5mg/d），但不宜作为心衰患者的常规治疗剂量。

39. 洋地黄类药物同其他药物相互作用如何

洋地黄类药物与许多药物都有相互作用。

奎尼丁、普罗帕酮、维拉帕米、胺碘酮、硝苯地平、硫氮䓬酮、华法林、红霉素等与地高辛合用，可使地高辛血清浓度上升30%～100%。

制酸药、甲氧氯普胺、多潘立酮、镇静药、抗抑郁药可减弱地高辛作用。

大部分抗生素可通过地高辛的吸收机制影响其血药浓度。

大部分抗高血压药可通过地高辛的肾清除率影响其血药浓度。

消化系统药物可通过改善地高辛的代谢和吸收，提高其生物利用度，造成血药浓度的改变。

某些解热镇痛药，如依托度酸、布洛芬等，可引起地高辛的血药浓度上升；有些则无某些影响，如美洛昔康等。

正如上面所述，地高辛与很多药物都有相互作用，因此服用地高辛需在医师的指导下进行。

40. 心力衰竭患者如何应用 β 受体阻滞剂

（1）所有慢性收缩性心力衰竭，NYHA Ⅱ～Ⅲ级患者，LVEF ＜

40%，病情稳定者，均必须应用β受体阻滞剂，除非有禁忌证或不耐受。禁忌证包括哮喘、低血压、心动过缓等。

（2）β受体阻滞剂导致心衰恶化常发生在治疗早期，一般不妨碍长期用药。症状改善常在治疗的2~3个月才出现，即使症状无改善，亦能防止疾病的进展。

（3）NYHA Ⅳ级患者，需待病情稳定（4天内未静脉用药，无液体潴留且体重恒定），由专科医师指导应用。

（4）应在ACEI和利尿剂基础上加用β受体阻滞剂，地高辛亦可应用。

（5）β受体阻滞剂起始治疗前患者应无明显液体潴留，体重恒定，利尿剂已维持在最适合剂量。从极小剂量开始，若能耐受，每2~4周剂量加倍。达最大耐受剂量或目标剂量后长期维持，不以治疗反应确定剂量。

（6）用药期间检测血压、心率、体重、活动耐量等情况。

41. 心力衰竭患者如何应用钙离子拮抗剂

（1）由于缺乏钙离子通道阻滞剂治疗心衰疗效的证据，该类药物不宜用于心衰治疗。

（2）即使用于治疗心绞痛或高血压，在大多数伴有心衰的患者，应避免使用大多数的钙离子通道阻滞剂。在现有供临床应用的钙离子通道阻滞剂中，只有氨氯地平和非洛地平有临床试验显示长期用药的安全性，对生存率无不利影响，但也不提高生存率。

42. 心衰患者为什么要吸氧气

氧气治疗可用于急性心衰，尤其指脉氧低于90%的患者。应尽早采用可以使患者血氧饱和度≥95%（伴COPD时90%即可）。可给予高浓度氧气吸入（4~6L/min），湿化瓶中放入30%~50%的酒精，因为酒精可降低肺泡内泡沫的表面张力，使泡沫破裂，扩大气体和肺泡壁接触面，使气体易于弥散，改善气体交换功能；可采用鼻导管或面罩吸氧

（适用于伴呼吸性碱中毒患者）。必要时可采用无创性或气管插管呼吸机辅助通气治疗。

对慢性心衰并无指征。无肺水肿的心衰患者，给氧可导致血流动力学恶化，但对心衰伴睡眠呼吸障碍的患者，无创通气加低流量给氧可改善睡眠时的低氧血症。

43. 为什么心衰患者要查电解质

电解质在心脏的收缩舒张过程中起到非常重要的作用。心力衰竭的患者因为饮食少，使用利尿剂等原因，电解质紊乱十分常见。在众多电解质中，需要重点关注的是钾离子、镁离子、钠离子。钾离子浓度过高临床表现为乏力、心律失常，甚至是致命的心律失常，而浓度过低会出现乏力、麻木、快速心律失常等情况，最终威胁心力衰竭患者的生命。镁离子浓度过低表现为乏力、头晕、震颤、痉挛、心律失常等。心衰患者也常出现低钠血症，表现为烦躁、头痛、恶心、情绪波动，严重者出现嗜睡、意识改变，甚至昏迷，低钠血症同时也降低了利尿剂的治疗效果。从以上可看出，电解质紊乱容易导致心衰患者出现病情恶化，尤其是猝死和恶性心律失常的发生。因此在治疗过程中一定要定期监测电解质，如果出现紊乱要及时纠正。

44. 中医中药在心力衰竭治疗中有什么作用

（1）中医中药辨证论治，能较快地缓解心衰症状，如心悸气短、疲倦乏力、劳力性呼吸困难、下肢浮肿等，改善生活质量。

（2）长期的中医药治疗，调理体质，促进各脏器的功能恢复，预防心衰再发，减少再住院率。

（3）中医药治疗，能改善心衰常规治疗过程中的一些合并症，如利尿剂抵抗、心律失常、低血压状态等。同时可减少血管活性药物、利尿药物的使用时间和剂量。

（4）长期中医药治疗，可减轻西药的毒副作用。对难治性心衰患者，联合中医药治疗可提高疗效。

心力衰竭的预防

一、心力衰竭的日常生活预防

45. 预防心力衰竭的目的是什么

由于心力衰竭会严重影响患者的生活质量，反复入院治疗，缩短寿命，因此预防心力衰竭的目的主要是延缓心衰的进展，提高生活质量，减少再住院率，延长寿命。

46. 如何发现潜在心力衰竭风险

包括了未患心力衰竭高风险人群的识别及已患心力衰竭人群早期表现的识别。高风险人群包括患有高血压、冠心病、心肌梗死、糖尿病等疾病的患者，这些患者具有非常大罹患心力衰竭的风险。然而患者在自我感觉上，没有心慌、活动以后气短等心衰的症状；在器械检查的时候，也没有发现心脏明显扩大，或者是心电图有特殊的改变。这种情况下，患者甚至医生都未注意到潜在的心衰风险。对于这种高危患者，一定要及时、系统地治疗原发病，避免向心衰发展。已患心力衰竭的患者，需识别早期的临床表现。左心衰竭患者，临床症状可表现为咳嗽、胸闷、气喘等，夜间容易突然惊醒，咳痰清稀，甚至有泡沫，常常被误诊为气管炎和哮喘。这主要是左心衰竭引发的肺部瘀血、支气管黏膜水肿等引发。这种表现通常发生在夜间，会在患者轻微活动、劳累、平躺时加重，而当坐下或站起时症状减轻，通常无发热、脓痰表现，应用抗生素后症状无法缓解。右心衰竭的患者，由于右心血液循环受阻，静脉升高，容易使胃肠道、肝脏等器官出现瘀血，进而诱发食欲不振、腹胀、呕吐等，症状严重时还会出现腹部疼痛、腹泻等，因此也常常被误诊为消化道疾病。心力衰竭患者的心排血量下降，体循环出现瘀血，肾脏血流量不足，出现尿量减少、下肢浮肿的情况。而夜晚休息时，患者的心排血量增加，肾脏功能恢复，因此夜尿会增多。

47. 怎样控制心力衰竭的主要危险因素

心力衰竭的主要危险因素包括年龄、性别、高血压病、心肌梗死、糖尿病、心脏瓣膜病、肥胖等。年龄和性别我们是无法改变的，但我们一定要有乐观的心态，拥有年轻的心理年龄，对于战胜心衰有很大帮助。高血压、心肌梗死、糖尿病和心脏瓣膜病是心力衰竭的主要病因，因此对于高血压病、心肌梗死、糖尿病患者，一定要积极治疗这些原发病，将血压、血糖控制到理想的水平，心肌梗死的患者除了冠心病的基础治疗外，必要时需评估是否需要开通血管，挽救尚未死亡的心肌。瓣膜病患者需尽早评估是否进行手术治疗，避免进入心力衰竭阶段。肥胖会使心脏的负荷加重，久而久之导致心衰的发生，因此需要积极减轻体重，主要的措施是控制饮食和加强运动。

48. 老年人应该如何预防心力衰竭

老年人是心力衰竭的主要患病群体，这与老年人有较多的心血管疾病有关。即使没有明确的心血管疾病，老年人的心功能也会生理性减退。如何预防老年人心力衰竭的发生呢？首先，如果有冠心病、高血压、风湿性心脏病等器质性心脏病的患者，需要积极治疗这些疾病；其次，避免各种心力衰竭的诱因，常见的如呼吸道感染、风湿活动、劳累、心律失常、高盐饮食、输液过多过快等；再次，需要积极防治影响心功能的其他合并症，如甲状腺功能亢进、肾功能衰竭、贫血、低蛋白血症、电解质紊乱等。最后，进行适量的运动，比如快步走、太极拳、八段锦等，有助于提高运动耐量，改善心功能。

49. 如何预防心力衰竭进一步发展

首先，我们要知道，心力衰竭并不是一个独立的疾病，而是各种病因致心脏病的严重阶段。其往往由各种疾病引起心肌收缩能力减弱，从而使心脏的血液输出量减少，不足以满足机体的需要，并由此产生一系列症状和体征。而高血压、冠心病、心脏瓣膜病、甲亢、严重肺病等是引起心力衰竭的常见疾病。因此，要预防心力衰竭的进一步发展，首要是要预防原发病的加重。下面给大家几点建议：

（1）规范服用上述慢性疾病的治疗及二级预防用药，增减药物均需由专科医生指导下进行，切忌自行停药或减药。

（2）在家里备用相关急救药品，当原发病突发加重时立即服药，控制病情，以减少心衰发作。如血压急剧升高时需含服药物（卡托普利）、改善冠脉血流药物（硝酸甘油片、救心丹、保心丸等）、缓解哮喘发作药物（万托林）。

（3）心衰病情控制后，应在专科医生指导下，规范服用心衰的防治用药，如 β 受体阻滞剂（美托洛尔、比索洛尔等）、ACEI 类药物（贝那普利、培哚普利等）、营养心肌及改善心肌代谢药物（曲美他嗪、辅酶 Q10 等）、利尿剂（呋塞米、螺内酯等）。

（4）适当增加户外有氧运动，开始时间宜短，循序渐进，每次以 10～20 分钟为宜，根据自身耐受能力逐渐增加运动次数，以锻炼心肺功能。

（5）密切留意自己精神状态的改变，觉得打不起精神，日渐疲乏，而又找不到可以解释的病因，如感冒、呕吐、腹泻等，应当警惕有可能是心衰早期表现。此时，应及时就医，寻找病因，防止心衰加重。

（6）定期记录自己的体重，当发现自己白天尿少，而夜尿多时，记得给自己称一下体重。在下肢水肿出现之前，常先有体重增加，称为隐性水肿。当出现隐性水肿时，若能得到及时的治疗，就可以防止心衰的进一步加重。

50. 慢性心力衰竭患者如何避免病情加重

慢性心力衰竭，顾名思义就是反复发作心衰，经治疗可逐渐缓解，但在某些因素作用下，又会诱发心衰发作，如此翻来覆去，故称之为慢性心力衰竭。如何避免慢性心力衰竭的病情加重，关键在于控制或去除诱发心衰发作的因素。下面给大家一些建议：

（1）生活方式要健康：尽可能戒烟、戒酒，保持心态平衡，情绪不能大起大落，同时还要保证充足的睡眠。

（2）膳食结构要合理：以低热量、易消化饮食为主，多吃蔬果，以保证足够的维生素；肉类以瘦肉、鱼类为主，以补充中等量的蛋白质；同时，还需适量的碳水化合物及脂肪。请勿过饱，避免餐后胃肠过度充盈，横膈抬高压迫心脏，诱发心衰。根据自身水肿、心衰程度，控制盐的摄入量，但不必要免盐。

（3）预防感冒：在感冒流行季节或气候骤变情况下，应减少外出，出门应戴口罩并适当增添衣服，并少去人群密集之处。若发生呼吸道感染，则非常容易使病情急剧恶化。

（4）适量活动：做一些力所能及的体力活动，但切忌活动过多、过猛，更不能参加较剧烈的活动，以免心力衰竭突然加重

51. 心力衰竭需要限盐吗

心力衰竭患者因为胃肠道瘀血，消化功能下降，饮食较前减少，盐的摄入也随之减少；如果使用利尿剂，会导致电解质的进一步丢失。因此，心力衰竭患者一般不需要严格限制盐的摄入，正常饮食即可。如出现血钠浓度偏低，需进食咸菜、腐乳等高盐食物，以及时纠正，否则会可能导致利尿剂抵抗等不良后果。

52. 心力衰竭患者需要监测体重吗

心力衰竭的患者因为不能将体内多余的水分及时排出，过多的水会

在血管内潴留，心脏负担会加重，从而出现气促、水肿等症状。因此保持入出量的平衡非常重要。那么如何保持入出量的平衡呢？监测体重是一个简单易行的方法。测量体重要固定时间，宜在每日早上起床排尿、排便后，测量时的状态要一致（如穿衣多少），测量后要记录在本子上。如果测量体重较前一日增加0.5kg，提示体内液体过多。根据体重，结合尿量，可以初步判断体内的液体情况。如果尿量偏少，体重没有增加甚至降低，说明入量不足，应该适当增加饮水量。如果尿量少，体重增加，提示容量过多，应该控制饮水或增加利尿剂的剂量。如果尿量过多，同时体重下降，说明排尿过多，应当适当补液，或者减少利尿剂的用量。

53. 为什么要强调早期干预心力衰竭

心力衰竭是心脏疾病的晚期，心脏病一旦进入心力衰竭阶段，就会影响生活质量和寿命，几乎很难逆转。因此对于有心脏病的患者，一定要强调早期治疗，避免心力衰竭的发生。我们强调预防心力衰竭，一是在心脏病的早期要及早进行治疗，避免或者延缓进入心力衰竭阶段；二是到了心力衰竭阶段要尽早治疗，延缓心衰的进展，提高生活质量，改善预后，延长寿命。

54. 心力衰竭的非药物治疗手段有哪些

起搏器与除颤器植入、心脏再同步治疗（即三腔起搏）；外科手术治疗（包括动力性心肌成形术、部分左室切除术等）；机械血泵（包括心室辅助装置、全人工心脏）；心脏移植。

55. 心力衰竭患者日常需要监测什么项目

心力衰竭的患者除了日常常规监测血压、心率等基本项目外，还要重视监测体重。可以在家里放置一个电子秤，每日清晨测量体重。心衰的患者经过治疗，应该达到干体重的状态，即没有明显的水肿及体重处于一个稳定的状态。如果每天测量体重呈逐渐上升的趋势，那就要提高警惕，可能药物需要调整或者饮水量过多了，接下来心衰可能会加重。这个时候最好到医院找医生进行诊治。除此之外，还需要定期进行电解质、血常规、肝肾功能、BNP（NT-proBNP）等检查，如有必要医生会建议查心脏彩超。

56. 心力衰竭患者不能长期服用中药怎么办

部分心力衰竭的患者不能长期服用中药，应该如何处理。首先，不是所有中医药的药物治疗都必须长期服用，很多患者通过早期的药物治疗后病情有明显的改善，可间断或者停用中药，改为以非药物康复为主，比如食疗、散步、导引、调摄起居等。其次，中医药存在煎药麻烦、部分药物难以入口等缺点，目前中医药不断发展，已经有许多中药配方颗粒、中成药，比如专门治疗心衰的专科制剂加味参附颗粒等，解决了煎药的烦琐，服用方便，同时中医还有针灸、导引等方法可以选用。

57. 影响心力衰竭患者预后的因素有哪些

影响心力衰竭预后的因素很多，常见有以下几种：

（1）年龄：年龄影响心力衰竭预后，老年患者重度心衰、合并症较年轻患者多，而且对心力衰竭药物的耐受差，这些均使老年患者生存率比年轻患者低。

（2）病因：不同原因导致的心力衰竭预后不同，如伴有冠心病、扩张性心肌病等心力衰竭患者预后较不伴有两种疾病差。

（3）心功能程度：NYHA 心功能越差，患者的生存率越低，左室射血分数（LVEF）是心功能常用评价指标，反映左心室的排血功能，如 LVEF 的值越低，心力衰竭越严重，预后越差。

（4）BNP 或 NT-proBNP 水平：心力衰竭时，血浆 BNP、NT-proBNP 水平增高，其增高的程度与心衰的严重程度成正相关，二者是判定心力衰竭进程和预后的指标。

（5）其他如肾功不全、低钠血症、慢性低血压、静息心动过速、不能耐受常规治疗等都可作为心力衰竭预后的评估。

二、合并其他疾病时的预防

58. 如何避免使用心脏毒性药物

有些药物会对心脏产生损害，引起药物性心肌病。一般来说，原有心脏病的人易患药物性心肌病，原发心脏病越重，心功能越差，越容易患有此病。最常见的对心脏产生损害的药物包括抗肿瘤药物（如阿霉素、环磷酰胺、顺铂等），抗精神病药物（如氯丙嗪、奋乃静等），抗抑郁药物（如多虑平、阿米替林等），抗癫痫药物（如卡马西平等）。因此，有心脏病的患者使用以上药物需谨慎，最好告知医生，让医生调整方案，如非必须使用则尽量避免。在日常生活中，要养成良好的生活习惯，树立乐观积极的人生态度，这样会减少罹患疾病的机会，也会相应避免使用药物，减少药物性心肌损害。

59. 高血压患者应该如何预防心力衰竭

最重要的措施是控制血压达标。血压控制欠佳会导致心肌肥厚，久之心脏越来越大，其功能反而下降，从而引起心力衰竭。因此对于高血压患者，最重要的事情就是积极控制血压，将血压控制在合理的水平，一般患者控制在 140/90mmHg 以下，合并糖尿病的患者控制住 130/80mmHg 以下。在某些特殊时期，如寒冷、情绪波动、合并某些疾病的时候血压会出现波动，这时容易因血压短时间的升高导致心衰的发生，最好到医院找专科医师进行诊治，调整降压方案。

60. 冠心病患者应该如何预防心力衰竭

冠心病是目前心力衰竭最常见的病因。冠心病的患者因为冠状动脉狭窄，心肌供血不足，心脏的收缩及舒张功能均有不同程度的降低，尤其是在心肌耗氧量剧增的时候（例如血压急剧增高、情绪剧烈变化、剧烈运动等）就会出现心衰的临床表现。对于确诊冠心病的患者，一定要评估心肌缺血的程度，如果在系统服用药物的情况下经常出现心绞痛，最好能做个冠脉造影，了解冠脉的狭窄程度，如果狭窄严重（超过70%）建议行支架植入术，改善心肌的供血，有助于改善心功能。如果平时无明显胸闷胸痛的表现，可行运动平板等试验，间接了解冠脉的供血情况。最重要的是要系统地服用药物，避免出现心肌梗死等急性冠脉事件。

61. 心脏瓣膜病患者应该如何预防心力衰竭

既往心脏瓣膜病多由于风湿性心脏病引起，随着生活条件及医疗条件的进步，现在越来越多的瓣膜病是由于年龄大心脏瓣膜退化引起，即老年性心脏瓣膜病。瓣膜性心脏病患者主要问题是瓣膜本身有器质性损害，任何内科治疗或药物均不能使其消除或缓解。国际上较一致的意见是：所有有症状的瓣膜性心脏病心衰（NYHA Ⅱ级及以上），以及重度主动脉瓣病变伴有晕厥或心绞痛者，均必须进行手术置换或修补瓣膜，因为有充分证据表明手术治疗是有效和有益的，可提高长期存活率。出现手术指征者，切勿盲目拖延治疗。如果不积极采取干预治疗措施，心功能损害将日易加重，直至丧失手术机会失去生命。

第三章

心力衰竭的康复

一、心脏康复的概念和目标

---

62. 什么是心脏康复

心脏康复是为了保证患者达到最好的体力、精神和社会状态所需要进行的各种活动的总和，目的是使患者通过自己的努力能够在社会生活中尽可能地恢复正常作用，即最大限度地恢复生活和工作能力。

现代康复医学包括物理疗法、言语、矫正、心理、职业疗法、康复工作以及体育疗法。心脏康复一般由以下三大部分构成："运动疗法""饮食疗法"以及为了患者正确理解自身的疾病状态而进行的"患者教育"。心脏康复，是以患者为中心，由医生、护士、康复师、营养师、药剂师以及心理治疗师等多方医疗人员参与，为患者制定个性化的康复方案并实施治疗。

63. 心脏康复的通常目标

心脏康复的目标是使患者通过自己的努力能够在社会生活中尽可能地恢复正常作用，即最大限度地恢复生活和工作能力，包括短期目标和长期目标。长期目标是控制心脏症状，提高心脏储备，控制心脏病的不良影响，提高心理、社会和职业状况；长期目标是降低心血管疾病的发病率和病死率。总而言之就是提高生活质量，延长患者生命。

另外冠心病的康复除了帮助患者在身体条件许可的范围内最大限度地恢复生活能力和劳动能力，使患者在生理、心理、社会、职业和娱乐等方面都达到理想的状态外，还要减慢或逆转动脉粥样硬化过程，减少再次心肌梗死或心血管病死亡的风险。

二、心力衰竭的运动康复

64. 运动康复对心力衰竭有什么好处

对心力衰竭的患者不应过于强调限制活动，更不能采用卧床疗法。适当的运动康复对心力衰竭患者具有很多好处：

（1）能提高运动耐量，减少交感神经活动。

（2）降低死亡和再次住院的风险。

（3）可能起到抵抗心室重构的作用。

（4）改善呼吸系统功能。

（5）改善神经激素系统，有助于延缓心衰的进展。

（6）改善外周血管内皮功能，减少静脉血栓的风险。

（7）改善骨骼肌功能。

65. 心力衰竭患者运动禁忌证有哪些

（1）绝对禁忌证：在运动试验时发现不稳定心绞痛及明显缺血，未矫正的或不稳定的瓣膜病（做心脏彩超可知），特别是主动脉瓣狭窄，严重的左室流出道狭窄，未能控制或未治疗的心律失常，活动性心肌炎，间歇发热性疾病等。这些疾病在进行运动过程中会产生不良后果甚至有生命危险，故列为绝对禁忌证。

（2）相对禁忌证：按纽约心脏病协会标准符合Ⅳ级充血性心力衰竭，左室中度流出道狭窄，另需考虑纽约心脏病协会标准符合Ⅲ级充血性心力衰竭，轻度的运动诱发心律失常。

（3）下列情况不属禁忌证：年龄、射血分数、安置起搏器或心律复律器 / 除颤器。

66. 运动康复前后有哪些注意事项

（1）务必在医务人员指导下进行运动康复，必要时在监护下进行。

（2）活动量应慢慢增加，每次增加的活动量不可太多。

（3）只有在感觉良好的时候才进行运动康复，身体不适时切勿进行。

（4）选择适合自身条件的运动方式，避免过度运动。

（5）穿戴宽松、舒适、透气的衣服和鞋子。

（6）运动后不宜马上洗热水澡或冷水澡。

67. 运动量（强度）多大比较合适

运动量的大小与心力衰竭患者的生存率紧密相关。对于最适宜运动强度仍未达成共识，长时间低强度及短时间高强度的运动均可增加运动耐力。就具体到每个心衰患者来说，一定要根据自身的身体状况来选择运动方式和强度，一个基本的原则是以不感到疲劳为度。在运动的过程中要掌握注意心率的变化，以一般活动后心率不超过 110 ~ 120 次 /min，或增高不超过静息时心率 20 ~ 30 次 /min 为宜。如果运动过程中患者出现呼吸急促不能自由交谈，大汗、心悸、面色苍白可能是运动强度过大，要停止运动，立即休息。运动后，如果次日早晨感觉疲劳，心率加快或减慢，血压异常，运动能力降低说明运动量过大，要减少运动量。所有训练活动均应避免剧烈、快速和紧张用力。可按照 Borg 指数（是将患者自我感觉分为 6 ~ 20 级评价的主观运动强度），指数在 11（轻松）~ 13（稍累）之间是适宜的运动强度。

68. 什么时间进行康复

心力衰竭按照实施的时期可分为"急性期""恢复期""维持期"3个阶段。心衰急性发作期或缓解后 1 ~ 2 周进行的急性期康复，需要在医生、护士和康复师的监督下，一边观察病程进展及心脏状态一边进行康复治疗，目标是维持基本和必要的日常生活动作的身体活动能力。床边坐位→关节运动→慢走 15m 往返→中速行走 20m 往返→上下几个台阶，行走 80m，每日两次→下一段楼梯，坐电梯上来，行走 150m，每日两次。另外在病房可以自己洗脸刷牙、进餐等生活料理。恢复期心脏康复，主要治疗目的是回归社会和防治疾病再生。如散步、慢跑、打太极拳、做健身操等，逐渐达到 10 ~ 15min/ 次，3 ~ 5 次 / 周。维持期心脏康复，主要治疗目的是预防疾病再发和维持健康，这是需要终生坚持的。

69. 什么是有氧运动和无氧运动

有氧运动是指人体在氧气充分供应的情况下进行的体育锻炼。即在运动过程中，人体吸入的氧气与需求相等，达到生理上的平衡状态。

无氧运动是指肌肉在"缺氧"的状态下高速剧烈的运动。无氧运动大部分是负荷强度高、瞬间性强的运动，所以很难持续长时间，而且疲劳消除的时间也慢。无氧运动是相对有氧运动而言的。在运动过程中，身体的新陈代谢是加速的，加速的代谢需要消耗更多的能量。人体的能量是通过身体内的糖、蛋白质和脂肪分解代谢得来的。在运动量不大时，比如慢跑、跳舞等情况下，机体能量的供应主要来源于脂肪的有氧代谢。以脂肪的有氧代谢为主要供应能量的运动就是我们说的有氧运动。当我们从事的运动非常剧烈，或者是急速爆发，例如举重、百米冲刺、摔跤等，此时机体在瞬间需要大量的能量，而在正常情况下，有氧代谢是不能满足身体此时的需求的，于是糖就进行无氧代谢，以迅速产生大量能量。这种状态下的运动就是无氧运动。

70. 什么是六分钟步行试验？

六分钟步行试验是一种运动试验，1985 年应用于临床，用于评价心力衰竭患者的活动能力，能较好地复制患者日常生理状态，反映患者日常状态下的心功能，是一种无创、简单、安全的临床试验。其方法简单易行：在平坦的地面划出一段长约 30m 的直线距离，两端各置一椅作为标志。患者在其间往返走动，步履缓急由患者根据自己的体能决定。在旁监测的人员每2分钟报时一次，并记录患者可能发生的气促、胸痛等不适。如患者体力难支可暂时休息或中止试验。6分钟后试验结束，监护人员统计患者步行距离进行结果评估。

71. 怎样用六分钟步行试验评价心脏康复效果

一般将患者六分钟步行的距离划为3个等级：< 150m 为重度心功能不全；150~425m 为中度心功能不全；426~550m 为轻度心功能不全。心力衰竭的患者骨骼肌在功能、结构及代谢上都存在异常，这是影响心衰患者运动耐量和生活质量的重要因素。通过适当的康复训练，可以提高患者骨骼肌的氧化代谢能力，改善骨骼肌的组织学和生物学效应，提高其功能和耐受性，减轻患者气促、乏力等症状，这些训练效果都可以通过六分钟步行试验的结果得到体现。一般来说，患者治疗后的6分钟步行试验结果要比治疗前提高50m以上才有临床意义。

72. 心力衰竭患者什么时间锻炼好

大多数老年人习惯于晨起健身，但对于患有心脏病的老人来说，这个习惯却很容易引发危险，因为清晨是心脏病发作的高峰期。在一天24小时中，每天上午5~9时为心脏病发作的高峰期，因此锻炼安排在晚上或下午为好。中老年人，尤其是患有高血压、冠心病的人不宜晨练。一些心脏患者在做全身运动时心脏病不易发作，而在做局部性肌肉运动时，反而容易诱发心脏病，这是由于机体供血方式的改变而引起的血压变化导致的，所以指导患者宜全身锻炼不宜局部锻炼。老年人和心脏患者宜进行一些轻松愉快又不至于增加心脏负担的全身性运动。饮食上指导患者进食低盐低脂易消化饮食，少食多餐，忌过饱，以免增加心脏负担。

73. 什么是平板运动

平板运动试验是借助于一部跑步机及心电监测记录系统来检测患者

运动时的症状、心电图演变的一种心电图负荷试验。它是冠心病进行临床评估最重要和最有价值的无创性诊断试验，同时还可帮助诊断胸痛原因，检出早期高危人群中的冠状动脉疾病及早期高血压，对了解运动引起心律失常及各种和运动有关症状（胸闷、心悸）的原因，鉴别多支冠状动脉病变"罪犯血管"，评估各种心血管病对运动的影响，从而了解心肌冠脉储备功能，均有实际临床意义。

活动平板运动试验优点：运动方式较接近日常活动生理特点；进行全身运动容易测得大运动强度；诊断敏感性和特异性较高；运动强度固定直接测得 MET 值；试验连续用心电图监测提高了安全性。

74. 应用活动平板康复的注意事项是什么

（1）运动试验禁忌证：①近期内心绞痛频繁发作及稳定心绞痛；②休息心电图已有明显缺血性改变或有心肌梗死改变者；③急性心肌梗死；④心脏明显扩大并有心力衰竭者；⑤严重心律失常及心动过速；⑥高血压患者血压 >（160～180）/（100～110）mmHg 者；⑦急慢性心瓣膜病、心肌病及器质性心脏病患者；⑧妊娠、贫血、甲状腺功能亢进、肺气肿及患有其严重疾病者；⑨体弱及活动不便者；⑩电解质紊乱或服用强心苷类药物者。

（2）运动试验注意事项：①向患者做好解释工作，介绍检查方法，必要时可做示范动作；②试验前最好不进饮食，或者进食至少 1 小时才能进行试验，以免影响结果；③餐后有心绞痛发作史者，试验应于餐前进行，试验结果阴性者可在餐后重复试验；④试验前不应饮酒或冰水，禁止吸烟至少 1 小时；⑤试验前 24 小时应停用 β 受体阻断剂和血管扩张剂；⑥停用洋地黄 3 周以上，方可考虑进行运动试验；⑦感冒和急性感染期勿做此试验；⑧运动试验过程中要严密观察心电图变化，每提高一次运动量均需测血压并记录心电图；⑨运动出现心绞痛，明显气促、面色异常、严重心律失常或体力支者，应随时停止试验并立即卧床描记心电图；⑩心电图记录每个导联至少有 4 个完整的心动周期，基线不稳者应适当延长记录；⑪室内应具备各种常用急救医疗设备及药品，发生意外情况应立即抢救；⑫受检者卧床休息 20 分钟后，无不适方可离去。

75. 什么是踏车运动

踏车试验对冠心病早期诊断相当有价值，是分级负荷试验的基本方法之一。美国现阶段盛行的负荷试验几乎全部为活动平板。欧洲人则习惯于骑自行车，因而踏车试验在欧洲流行甚广。踏车试验在我国使用也较普遍。

踏车试验的机制是通过体力活动提高心率，增加心肌耗氧量，探测冠脉供血的方法。

踏车试验以目标心率为指导，能较好地揭示冠脉供血不足。新近有心肌梗死，近期内心绞痛发作频繁，特别是 2 周内有发作者；心脏明显扩大伴有心力衰竭，严重心律失常者；心电图有明显缺血损伤改变者；有明确的心脏瓣膜病、心肌病及血压在（160～180）/（100～110）mmHg 以上者；年老、体弱、行动不便者；电解质紊乱，服用强心苷类药物，妇女月经期等，容易造成假象，暂不宜作此检查。

操作方法如下：

（1）受试者静卧 10～15 分钟，先记录 12 导联静息心电图以资对照。如采用单热笔型心电图，依 V6—V5—V4—V3—Ⅱ—Ⅰ 和以 R 波为主的 aVL 或 aVF 为序。

（2）根据年龄、性别与体重，通过查表确定踏车次数，并按踏车次数与总的运动量调节好拍节器频率。应防止踏车速度快慢不匀，否则不能准确地在额定时间内完成踏车数量，最终影响试验结果。

（3）安置电极：先按规定要求安置好心电图记录电极可节约记录时间。涂抹导电糊，牢固地固定电极，记录时暂时屏气可防止基线不稳。

（4）踏车运动：工作人员应站立于车旁，一方面应检查受试者步伐节拍器是否同步，以便及时纠正，另一方面在必要时予以扶持保护，以策安全。

（5）运动后记录：受试者取仰卧，分别记录即刻、2 分钟、4 分钟、6 分钟心电图。

76. 什么是极量和次极量运动

运动负荷量分为极量与次极量两档。极量是指心率达到自己的生理极限的负荷量。这种极限运动量一般以统计所得的各年龄组的预计最大心率为指标。最大心率粗略计算法为（220 – 年龄数）；次极量是指心率达到85%～90%最大心率的负荷量，在临床上大多采用次极量运动试验。

77. 急性心肌梗死后心力衰竭患者能进行康复训练吗

在 1960 年以前，急性心肌梗死的患者都被认为需要严格限制体力活动，患者通常需要严格地卧床休息。担心主要来自于过早的体力活动可能会导致心力衰竭加重、心律失常、再次心梗、心脏破裂等并发症。病理检查也显示，坏死的心肌至少需要 6 周的时间才能形成坚固的瘢痕组织。但在临床对照研究却发现，心梗后早期活动者与严格卧床者比较，在死亡及其他并发症的发生方面，并无明显差异。反观部分患者在长时间的强制卧床后引起失适应，导致肺功能下降、负氮和负钙平衡、静脉血栓形成等并发症的出现。因此推荐心梗后早期（3 天后），除急性期或进展期心力衰竭患者外，病情稳定、NYHA Ⅰ～Ⅲ级的心力衰竭患者，可考虑进行康复训练。

78. 急性心肌梗死后心力衰竭患者最佳康复时机是什么

目前国内大多数掌握的标准为 AMI 患者卧床休息 1 周，保持静态，避免搬动，从第 2 周起，对无并发症患者，可进行早期康复治疗。早期康复治疗常在监护病房进行。其主要内容包括早期活动和早期离床，并控制活动强度在低水平，即大约为 1～2 代谢当量。这些活动包括个人生活、进食、床边大小便、简单的上下肢被动和主动练习及床边椅坐位等。活动时以不引起血流动力学改变，心率不低于 50 次 /min 或高于120 次 /min，不出现不适症状，心电图没有缺血改变为宜。

79. 急性心肌梗死后心力衰竭患者怎样选择合适的康复方法

（1）早期评估，了解患者对活动和接受健康教育的意愿，确定心血管疾病危险因素，了解有何并发症或其他情况可增加再发心脏事件的危险性。

（2）采取渐进性活动训练，早期以呼吸运动、简单的上肢和下肢关节活动和部分自我照顾活动，根据心血管状态，逐步开始离床坐、短距离步行和其他日常活动。

（3）注意活动过程中的异常反应，包括舒张压 > 110mmHg，收缩压下降 > 10mmHg，明显的室性和房性心律失常，二度或三度传导阻滞；运动不耐受的体征和症状，如：心绞痛、明显气促等。

80. 冠心病心力衰竭时能进行运动康复吗

以往临床上认为卧床休息是治疗心力衰竭的主要方式，因为体力活动会对心力衰竭病症造成影响，但随着临床方面对治疗心力衰竭的认识和理解的深入，运动康复能促进冠心病合并心力衰竭患者心功能的恢复这一观点得到越来越多的认可。国内外相关临床研究结果显示，长时间实行运动康复治疗，能够达到较好的治疗效果，运动康复能有效改善患者心功能，并确保患者的生活质量。而药物与运动康复方案的联合治疗，可同时降低患者心脏负荷情况和心肌耗氧量，降低外周血管方面的阻力，提高心肌收缩力和运动耐量。

81. 慢性心力衰竭患者如何选择运动康复

运动分耐力运动、抗阻运动、弹性运动。耐力运动可最大程度地增加最大摄氧量，有氧运动是其中一种运动方式，建议慢性心力衰竭患者选择可以改善心肺功能的有氧运动，辅助抗阻运动和弹性运动。

三、心力衰竭的针灸康复

82. 心力衰竭患者能选择针灸治疗吗

针灸治疗是根据中医经络理论选穴，判处针药，选穴治疗。心力衰竭患者的交感神经普遍活动过度，导致已衰弱的心脏则被迫更努力地工作，血管收缩，血压升高，最终可发生有致命危险的节律异常。针灸能帮助降低交感神经的活动，同时改善患者的高血压。在心衰发作期可不予针刺，缓解期可根据辨证施治调节患者心脏功能，改善血流动力学，降低心脏负荷。

83. 针灸治疗有哪些常用穴位

心力衰竭的针灸治疗，根据辨证，选用心俞、关元、神阙、内关、郄门、神门、通里等穴位。

（1）心脾两虚食欲缺乏：中脘、脾俞、足三里。

（2）心肾阳虚：命门、肾俞。

（3）阳虚水泛致水肿：水分、水道、中极。

（4）活血化瘀取太冲、章门、肝俞。

（5）咳嗽气喘取肺俞、天突、俞府、膻中、少府、合谷。

采用平补平泻手法进行针刺治疗，每日一次，每次留针 15～20 分钟，7 次为 1 疗程，疗程结束后酌情休息 1～3 天，再进行第 2 疗程。

84. 针灸治疗的理论依据

针灸治疗根源与经络学理论，经络学说是阐述人体经络的循行分布，经络系统包括十二经脉、奇经八脉、十二经别、十五络脉、十二经筋和十二皮部、浮络、孙络。经络系统的生理功能、病理变化及其与脏腑的相互关系，是针灸学科的基础，也是中医基础理论的重要组成部分。经络是运行气血、联系脏腑和体表及全身各部的通道，是人体功能的调控系统。针灸治疗通过针刺穴位的治病作用，是经络穴位、神经、内分泌、激素、血管、酶类和细胞作用的综合结果，而确立了针刺穴位产生效应的途径模式。

在治疗心力衰竭的方面，首先是中医心主血脉的保健作用。心主血脉，包括主血和主脉两个方面，并且构成了体内一个相对独立的系统，这个系统的功能状态直接影响着全身的生理功能。"心主血脉"的调节作用主要体现在增强心脏功能和减轻心脏负担上。其次是"心主神志"的功能，血脉是神志活动的物质基础，神志是血脉功能的综合反应。情志变化分属五脏，但总统于心，故心主神志之保健相当重要。

85. 针灸的疗程是多长

针灸治疗一般 7 ~ 10 天为一个疗程。但治疗多少疗程暂无绝对定论。对于症状疾病较轻的患者，一个疗程可缓解症状，无须继续治疗。但对于慢性反复发作患者疗程可达 10 个以上疗程，其间隔时间亦因病情、体质由医生来制定，而且"用针如用兵"，每次针灸选穴亦会有所调整，不会一成不变。无论针刺或灸法都适用。

四、心力衰竭的中医康复

86. 什么是中医食疗

食物疗法寓治于食，不仅能达到保健强身、防治疾病的目的，而且还能给人感官上、精神上的享受，使人在享受食物美味之中，不知不觉达到防病治病之目的。这种自然疗法与服用苦口的药物相比迥然不同，它不像药物那样易于使人厌服而难以坚持，相较而言更容易为人们所接受，可长期运用，对于慢性疾病的调理治疗尤为适宜。

中医食疗是根据不同的个人体质与疾病特点，选择相应的食物、药材进行合理搭配、灵活取舍，从而起到防治功效。通俗来讲也就是通过吃来对我们的身体进行一种保养、治病。

87. 哪些中药材可作为药膳促进心力衰竭康复

益气类：黄芪、党参、淮山、西洋参、红参。

温阳类：桂枝、桂圆肉、附子。

养阴类：麦冬、五味子、玉竹、石斛、乌梅、玄参、龟甲。

活血类：桃仁、丹参、当归、三七、川芎、红花、鸡血藤、白芍。

利湿健脾类：赤小豆、薏苡仁、茯苓、白术。

益肾类：牛膝、牡蛎、山茱萸、威灵仙。

化痰类：枳实、法半夏、橘红。

88. 心力衰竭患者适合煲什么汤

建议心力衰竭患者根据自己的身体状况选择合适的汤水服用，如偏气虚患者可服用黄芪党参淮山汤；偏阳虚患者可服用桂枝丹参瘦肉汤、龙眼洋参瘦肉汤。偏阴虚患者可服用生脉瘦肉汤、虫草花西洋参炖瘦肉汤；有失眠患者可服用龙眼枣仁芡实瘦肉汤、莲子冬虫草炖乌鸡汤；有水肿患者可服用胡桃鲫鱼汤、冬瓜瘦肉汤、玉米须水等。

89. 食物各自的性味特点是什么

食物具有"四性"和"五味"，"四性"也就是"四气"，指的是食物的温、热、寒、凉；"五味"指的是辛、酸、甘、苦、咸。

（1）"四性"特点：①温热：具有补肾壮阳、温里散寒等作用，能扶助人体阳气，纠正寒性体质，减轻或消除寒性病症。②寒凉：具有清热泻火、解毒、通便、燥湿、凉血、滋阴等作用，能够纠正热性体质，减轻或消除热性病症。③平性：在四性上介于温热、寒凉之间，即寒热之性不明显，其性质平和。

（2）"五味"特点：①辛味：具有发散、健胃、行血、行气的作用，发散食物多用于表证。②酸味：具有收敛固涩、固冲止血、涩精止遗、涩肠止泻、固冲止血、固涩止带的作用。③甘味：具有滋养补虚、缓急止痛、补脾和中等作用，多用于机体虚弱或虚证。④苦味：具有清热泻火、泻下通便、止咳平喘的作用。⑤咸味：具有软坚散结、补肾、养血、润下等作用。

90. 心力衰竭患者怎样才能做到饮食有节

心力衰竭患者饮食原则为低钠（盐）、低热量、清淡易消化，注意摄入足量的碳水化合物、维生素、无机盐，适量的脂肪、蛋白质，最好少吃多餐，避免饱餐而加重或诱发心力衰竭。心力衰竭患者调节饮食是个长久战，要想做好，除了本人要严格执行，家属也应理解并配合，适当给予患者鼓励，或参与其中。建议患者定期参与心力衰竭的健康讲座、宣传，定期复查，让患者参与到这个氛围之中，知道饮食有节对疾病的重要性及必要性，从而遵从心力衰竭的饮食原则。

91. 哪些食物对心力衰竭康复有好处

（1）多吃新鲜水果，如：梨、香蕉、苹果、草莓、葡萄、橘子、樱桃、柚子、红枣、黑莓、山楂等。

（2）多吃新鲜蔬菜，如：绿叶菜汁、土豆、紫菜、油菜、西红柿、洋葱、蒜头、冬瓜、蘑菇、茄子、秋葵、豆类等。

（3）多吃优质蛋白食物，如：淡水鱼、蛋白、豆腐、瘦肉、鹅肉、鸡肉、鸭肉、兔肉、羊肉、鸽肉、鹌鹑肉等。

（4）奶类：低脂牛奶、酸奶。

（5）其他：燕麦、藕粉、茶叶、芝麻、橄榄油等。

92. 哪些食物不利于心力衰竭康复

（1）含钠量高的食物：如用发酵粉、小苏打、碱制成的饼干、馒头、面包等，金花菜、芹菜、茴香菜、蕹菜，肉松、咸肉、咸鱼、咸菜、咸蛋、火腿、香肠、腐乳、豆豉、香豆、海味等。

（2）各种含钠的碳酸饮料、调味品，如汽水、番茄酱、味精、酱油、料酒等。

（3）煎炸油腻、肥甘厚味之品，如炸鸡、薯条、烧肉、烧鹅、烧排骨、腊味食品、比萨、油条、油饼、炸糯米团、红烧肉、扣肉、肥猪肉、麻辣火锅、奶油、鸡皮等。

（4）含大量饱和脂肪酸的食物：如动物内脏、牛油、全脂奶、花生酱、花生油、奶油蛋糕、鸡皮、猪油、人造黄油等。

（5）容易胀气的食物，如番薯、土豆等。

（6）其他：烈酒、浓茶、咖啡、酥油等。

五、心力衰竭日常生活康复

93. 心力衰竭患者要戒酒吗

葡萄酒具有对动脉粥样硬化保护作用，主张心力衰竭患者可以适量饮葡萄酒、低度酒，但不可酗酒，建议每天每人至多可饮葡萄酒100ml，低度酒不超过50g不提倡饮高度烈性酒。

94. 心力衰竭患者可以抽烟吗

吸烟可增加血小板黏稠度，增高血脂，易引起动脉硬化或痉挛，易发生心律失常甚至猝死；吸烟会使支气管发生慢性病变，如支气管炎、肺气肿、肺心病等，诱发心力衰竭或加重心力衰竭。因此，建议心力衰竭患者必须要戒烟。

95. 心力衰竭患者能吃甜的食物吗

一般甜的食物热量高，建议心力衰竭患者少吃甜的食物，如：蛋糕、糖果、糖水、月饼、蛋挞、冰淇淋、冰沙、汽水、奶昔、奶茶、奶油、布丁等；适量可吃的食物：大枣、粳米、蜂蜜、枸杞等。

96. 心力衰竭患者能吃香口的食物吗

心力衰竭患者不建议吃香口的食物。心力衰竭患者饮食以清淡、易消化、忌油腻为主，而香口食物一般是经过煎炸、烘焙加工之后的油腻食物。

97. 心力衰竭患者的日常保健及护理

心力衰竭是一种自行发展、不断恶化的疾病，因此，在日常生活中，我们应该如何进行自我保健及护理，以延缓心衰病情的发展，下面给大家介绍几点日常保健常识：

（1）学会记录自己的每日液体出入量，主要记录饮水量、尿量、出汗情况等。在心衰发作期时，应让出量大于入量；缓解期时，出入量保持基本平衡，有利于防治心衰。

（2）出入量难免会有误差，因此，应当每日坚持测量体重，若发现1~2天内体重快速增加，应当考虑出现水钠潴留的可能，此时可适当增加利尿剂的用量，使尿量增多，减轻心脏负荷，防治心衰。

（3）若长时间使用利尿剂时，应当注意保持钾、钠、氯等电解质的平衡，若出现食欲不振、恶心呕吐、乏力等症状时，应立即到医院检查电解质，并在医生指导下，合理补钾、补氯治疗。

（4）休息是减轻心脏负荷的另一个重要措施。根据病情，合理安排生活、劳动和休息，保证足够的脑力休息和充足的睡眠，若经过调整仍无法保证睡眠质量，可在医生指导下服用助眠药物。

（5）适当的锻炼可以提高心衰患者的生活质量及生存率，但必须循序渐进，切勿操之过急，以自我感觉不累，无呼吸困难为原则。当心功能改善后，尽早下地活动，可以防止静脉血栓的形成。

（6）自我护理：除了日常保健外，自我护理也是非常重要的，自我护理的重点在于以下几方面：

1）饮食护理：合理的饮食营养对于减轻症状、缩短病期、促进康复有很好的作用。饮食护理在于掌握心衰患者的日常饮食忌宜：首先，以低热量饮食为主，包括足够的维生素、中等量的蛋白质、适量的碳水化合物及脂肪。其次，少量多餐，三餐加两次点心，避免餐后胃肠过度充盈，压迫心脏。夜间有阵发性呼吸困难者，宜将晚餐时间提前，晚饭后不再进食物或水分。然后，食物要容易消化，以流质和半流质为好，如大米粥、藕粉、蛋花汤、牛奶、酸奶、细面条、饼干、面包片等。避免摄食坚硬生冷、油腻及刺激性食物，以及容易胀气的食物，如红薯、土豆、南瓜等。最后，每天盐的摄入应控制在3g以内，若水肿明显、尿量减少、气短、心慌、不能平卧时，应严格无盐饮食，咸菜、酱菜、咸肉、酱油及一切腌制品均应禁食。另外，水量也应控制。

2）心理护理：研究表明，心血管病的发生、发展及预后，都与心理、情绪及社会刺激因素有关。良好的心理状态，乐观豁达的情绪和较强的社会生活适应能力，可使个人神经—内分泌调节稳定、协调，有助于预防及改善疾病，提高生活质量。

因此，保持健康心态，乐观看待事物，遇事冷静，看得开，想得通，是防治心衰发作的重要因素。特别是对待疾病，要持"既来之，则安之"的态度，积极治疗，但又不急于求成，胡乱投医，这样将有利于疾病康复。

要让心衰患者保持良好的心态，首先要了解心衰的疾病特点，采取干预措施。心衰具有长期性、反复性、复杂性、预后差、影响日常生活和费用需要大等特点，但同时也要认识到它并非无法转机。而转机在于了解更多的疾病相关知识，掌握自我护理方法，调整生活习惯，自我管理疾病，求得尽量好的预后效果。

3）生活护理：良好的生活方式，是维持心衰患者病情稳定和提高生活质量的保证。何谓良好，说得简单，做起来并不容易。良好的生活方式包括起居有时、饮食有节、生活规律、适当运动，以及戒烟、不饮酒或少饮酒等，这些主要依靠患者的自觉性来养成。虽说不易，但只要重视，以认真的态度来对待，要做到亦非很难，尤其老年患者不受工作和其他意想不到事情的干扰，做起来也相对容易些。

生活护理还包括避免引起心衰发作的相关诱因，如呼吸道感染、劳累过度、情绪波动、饮食不当及中断药物等。据统计，80%～90%心血管疾病患者的心衰发生，均由上述因素诱发。如果能了解这些诱因，并认真控制，对防治心衰极为重要，可大大降低复发率及病死率。

同时，心衰患者多见双下肢或骶尾部水肿，因此要注意皮肤的护理，避免长时间压迫一个位置。应用热水袋时，水温不超过50℃，并且要观察皮肤变化，避免皮肤烫伤。

98. 心力衰竭患者如何改变生活方式

生活方式的改变是各类慢性疾病治疗的基础，包括戒烟限酒、合理饮食、充足睡眠等。对于心力衰竭的患者同样需要改变不良的生活方式。

吸烟在心脑血管疾病中是第一位的独立危险因素，因此，戒烟不论在一级预防还是二级预防中都非常重要。借助针刺可减轻戒烟过程中的不适感，从而增加戒烟的成功率。

冠心病是心力衰竭患者的常见原发病，对于冠心病患者，尤其是合并高血压、心律失常的患者，原则上建议戒酒。对于长期大量饮酒并已经形成酒精依赖的患者，戒酒过程中会出现情绪激动、四肢震颤、恶心呕吐等戒断症状，严重时需要药物干预，如镇静安眠药物等。中医治疗在戒酒中可以减轻戒断症状，帮助患者平稳度过戒断期，如中药类口服液，耳穴压豆（口、胃、皮质下、内分泌、神门、咽喉、肝），电针（脾俞、肝俞、肾俞、内关、列缺、神门、足三里）等，治疗酒精依赖，效果较佳。

合理饮食是控制动脉粥样硬化的基础。冠心病患者日常饮食总体原则是"三限""两高"，"三限"即限制脂肪、食盐和热量的过多摄入，"两高"即高膳食纤维、高维生素及适量补钙、钾和镁微量元素。

失眠是成年人发生冠心病的独立危险因素，也是冠心病患者发生抑郁的标志之一。因此，控制失眠可明显改善冠心病患者生活质量，降低冠心病发病风险。有资料表明：中药穴位贴敷临床有效率达 92.9%，每晚睡前半小时贴于三阴交、涌泉、照海、内关穴。

99. 不良情绪对心力衰竭发病有什么不良影响

不良情绪常会表现为高度紧张、无法释怀的抑郁和忧伤，甚至还包括愤怒与敌意。与此同时，那些处于悲伤情绪的人常常不按时吃药，懒得运动，他们可能用烟草、酒精甚至毒品来麻痹自己。而这些，恰恰就是诱发心衰的危险因素。据研究，很多平常健康的志愿者，当他们出现紧张、悲伤或者抑郁等不良情绪时，测试时可发现舒张压可快速上升到 110 ~ 120mmHg，甚至到 130 ~ 140mmHg，而他们自己毫无知觉。临床研究发现，不良情绪对心脑血管患者有很大影响，会加重病情，诱发心衰，同时不良情绪也会让心衰患者病情恶化。这是因为焦虑、抑郁、悲观、失望等不良情绪可使人体交感神经兴奋，使动脉收缩、心率增快、血压升高，导致心肌耗氧量增加，心脏负担加重，从而有诱发心衰的可能。

100. 不良情绪对心力衰竭康复有什么不良影响

对于发生了心衰的患者，人的情绪一旦紧张、激动，会使得交感神经兴奋，儿茶酚胺增加，结果使心跳加快，血压升高，心肌耗氧量亦明显增加，加重心衰患者的病情。

如果心衰患者出现过于高兴、悲伤、痛苦、忧郁、愤怒等不良情绪时，即使处于康复阶段，仍也有可能诱发心慌、血压升高、水肿、胸痛、呼吸困难、咯血，甚至晕厥等危险状况。

古人所提倡"和喜怒而安居处，节阴阳而调刚柔"。这可说是保养心脏的一个座右铭。要经常与人交往，通过交谈、来往，了解社会，了解环境，体会到自己是社会中的一员。老年朋友还可根据自己的爱好，种花、养鱼、下棋、练习书画，以此陶冶性情。

可见积极乐观、情绪稳定、心态平和有助于心衰患者疾病的康复，因此心力衰竭患者的家人应该帮助患者将不良情绪转移到其他方面，比如可让患者多听听轻松的音乐，多看看自己喜欢的书籍，让患者将心里对疾病的不安或烦躁通过诉说发泄出来，促进早日康复。

101. 心力衰竭患者可以坐飞机吗

首先，很重要的一点是您要向医生咨询，是否需要做一些检查以确保心脏病是处于稳定状态，携带一份病历，携带足够的药物。携带家庭（属）的电话号码，如果有私人医生，应携带医生的电话号码。老年人和心脏病患者旅行时，只要身体一般状况较好，心脏功能没有明显的障碍，也没有出现发生心脏急症的先兆，是完全可以坐飞机的，而且在长途旅行时应尽量选择乘坐飞机，但必须注意只能选择大型和中型的客机，尽量不要坐小型客机。大中型飞机舱内宽敞，座椅舒适，飞行平稳，噪声很小，起降轻捷。对于老年人和心脏病患者来说，由于飞行时间缩短，不至于产生旅途劳累与不适，因而也就减少了促使心脏病发作的诱因。如果存在有以下情况，暂时不宜乘坐飞机：两周内发作过心脏病（心肌梗死）；两周内冠状动脉内安放过支架；三周内做过冠状动脉搭桥术，如果合并有呼吸系统疾病大于三周也是不适宜的；具有不稳定型心绞痛，心力衰竭没有得到很好的控制，或没有得到控制的各种心律失常。飞行时，心脏起搏器或植入式体内除颤器并不受干扰。

六、心力衰竭合并其他疾病时的康复

102. 高血压合并心力衰竭的康复治疗要点

首先，大家必须认识到，心力衰竭是高血压病的主要并发症，也是高血压病发展的结果之一。长期高血压会累及心脏，其损害主要有两个方面：一是心肌肥厚，二是冠状动脉粥样硬化。早期由于心肌肥厚，心室舒张功能减退，后期由于心脏收缩功能减退、心脏扩大，而发生心力衰竭。

因此，当高血压合并心力衰竭时，我们康复治疗的重点及首要目的是控制动脉血压。当血压控制在合理的范围，心脏的负担就会减轻，心衰的发作也就受到控制。

可能大家会问，什么范围的血压水平才叫合理呢？我们通常说的理想血压范围为：收缩压 100~120mmHg，舒张压 70~80mmHg，合并心衰的高血压患者，血压尽量控制在理想范围，但至于收缩压是控制在100mmHg 好，还是 120mmHg 更好，就要具体患者具体分析，总的原则为降到理想范围内，以无不适为准则，越低越好。但是，高血压合并心力衰竭的患者往往同时合并多种其他疾病，下面就几种具体情况向大家介绍合理的血压范围。

（1）同时合并糖尿病者，务必将血压降至上述理想血压范围，总的原则为降到理想范围内，以无不适为准则。

（2）同时合并颈动脉闭塞症者，若双侧颈动脉闭塞超过50%，经药物治疗无改善，建议介入手术治疗，在手术前，血压不宜降得太低，以免引起脑缺血，但血压急剧升高时，降压治疗一般将收缩压控制在150～160mmHg 为宜。

（3）同时合并脑血管病者，若无大动脉狭窄时，收缩压控制在110～130mmHg 为宜。

103. 糖尿病合并心力衰竭的康复治疗要点

2 型糖尿病是心衰的主要风险因素之一。研究数据显示，与无糖尿病的人相比，男性糖尿病患者患心衰的风险高达 6 倍，而女性糖尿病患者为 8 倍。导致这些风险增加的部分原因为糖尿病增加冠心病、高血压和肥胖风险。所以，糖尿病的治疗重点，除了控制血糖意外，更重要的是防治并发症的发生和发展。研究表明，糖尿病患者发生心衰及因心衰死亡的风险均增加。因此，当糖尿病合并心力衰竭时，我们必须特别重视以下几方面：

（1）降糖药物选择：研究发现噻唑烷二酮类降糖药（罗格列酮、吡格列酮等）增加糖尿病患者的心衰住院率，可能与该药物促进水钠潴留，增加水肿风险有关。而新型降糖药物沙格列汀（DPP-4 抑制剂）也有增加糖尿病患者心衰入院的风险。

胰岛素治疗糖尿病是比较安全的，但胰岛素和心衰之间的关系错综复杂。因为胰岛素会影响肾脏排钠，有可能引起水钠潴留，就有增加水肿的风险，若启动胰岛素治疗时间较晚，而患者年龄比较大，特别是60 岁以上、糖尿病病程较长的患者，更容易发生心衰。因此，糖尿病史 20 年以上、反复下肢浮肿的老年患者，只有在口服药物无法控制时，才选用胰岛素治疗。

磺脲类降糖药（格列齐特、格列吡嗪等）可增加胰岛素浓度，但不增加水钠潴留或水肿，可考虑使用，但要注意低血糖的风险。而二甲双胍可以减少心衰患者死亡率，应作为糖尿病合并心衰患者的治疗药物。

（2）血糖控制水平：很多老病号会听过强化治疗这个名词，比如强化血糖、强化降脂等。首先，我们了解下什么叫强化血糖控制，即将糖化血红蛋白（HbA1c）降低至 6% 以下，但研究表明，强化降糖可能增加糖尿病患者心衰风险。因此，2型糖尿病患者如果想降低心衰风险，应该严格血糖控制目标，将糖化血红蛋白控制在6%～6.9%范围内。另外，高血糖对心脏是有害的，并增加患者死亡率。所以，必须防止长期血糖不达标，餐前血糖最好控制在5～7mmol/L，餐后6～8mmol/L。但是，不同患者的情况毕竟不尽相同，除了上述血糖目标外，还要以不出现低血糖反应为原则。

（3）正确掌握胰岛素的使用方法：为什么要介绍胰岛素的使用方法呢？这是因为不正确使用胰岛素会引起血糖过低或过高，而导致心衰的发作。若注射胰岛素混悬液前未充分摇匀，以致注射过多短效胰岛素，出现餐后低血糖，而下一餐的血糖因为没有足够的中长效胰岛素作用，往往会升高。血糖如此大起大落，心衰风险随之大大增加。下面我们一起学习下胰岛素的使用方法：

1）正确掌握胰岛素的注射方法：若使用混悬胰岛素，应先将胰岛素笔轻轻滚转，直至该胰岛素呈均匀混悬液，才予注射。注射前用手指捏起皮肤，在大约45°角下推入针头，并在注射点按压数秒钟，以防止胰岛素渗出。

2）胰岛素的保存方法：未开封使用过的胰岛素药瓶或者胰岛素笔芯应盒装储存于2～8℃的冰箱内，但是千万要注意胰岛素决不可以冷冻，放在冰箱的冷藏箱也不要太接近冰格，因为胰岛素冰冻后会变性，失去生物活力。胰岛素也不应受热或阳光照射，暴露在阳光下或放在温度较高的地方会引起胰岛素活力损失。如果外出旅行，可以将胰岛素装在专用的盒子里，到达目的地后再放入冷藏箱中，若没有冰箱则应发在阴凉之处。乘飞机旅行时，胰岛素应随身携带，千万不可随行李托运，因为托运舱与外界相通，温度可至摄氏零度以下，造成胰岛素冰冻变性。

使用中的胰岛素可室温保存。在室温（最高25℃）胰岛素可保存六个星期，所以开封使用后的胰岛素不必放入冰箱冷藏，反复的剧冷剧热更易造成胰岛素的变性。特别是不能将装上笔芯的胰岛素笔放入冷藏箱，注射后反复从冰箱中放入取出，如果针头未取下，胰岛素药液热胀冷缩就会吸入空气形成气泡，造成注射量不准。所以胰岛素笔每次注射后，只需将针头取下（防止气温的变化导致药液从针头外溢）室温保存即可。

3）胰岛素注射部位：注射胰岛素应该轮流变换不同的注射部位，交替在前臂外侧、大腿内侧、腹壁及臀部注射，因重复多次注射同一部位，易引起局部反应，形成皮下脂肪硬结，影响胰岛素的吸收，可造成白天血糖高，夜间低血糖现象。注射胰岛素后，肌肉活动可促使胰岛素吸收，大腿和上臂在运动时血液循环加速，胰岛素吸收起效特别快，所以，血糖降得也快，在运动之前，不要注射这些部位，否则在运动时容易发生低血糖。注射腹部时，也应双侧轮流使用。

104. 心律失常合并心力衰竭的康复治疗要点

心力衰竭可导致心律失常的发生率增加或者心律失常病情加重，反之，心律失常也会诱发或加重心衰。因此，我们应该如何处理这对矛盾呢？

（1）自我排除心律失常：心力衰竭患者心律失常的患病率较高，所以，应定期常规进行心电图检查或至少定期测量脉搏，发现自己心率波动较大或自觉心慌心悸时，一定要及时就医。

（2）房颤的干预：大多数心衰合并房颤的患者应在专科医生指导下给予口服抗凝药物治疗。而房颤的心率控制不优于节律控制，但有症状的房颤发作患者应尝试节律控制。胺碘酮是节律控制的首选药物，心衰控制后，建议使用β受体阻滞剂、地高辛或联合应用控制心室率。

（3）心动过缓的防治：不可逆且有症状的心动过缓患者，根据心衰患者（NYHA分级Ⅰ～Ⅲ）起搏指南应考虑植入CRT（心室再同步治疗）装置，避免仅右心室起搏。

（4）室性心律失常的治疗：持续室性心律失常的患者在排除潜在的可逆因素后，如明显的电解质紊乱或急性心肌缺血，大多数患者需要埋藏式心律转复除颤器（ICD）治疗。另外，β受体阻滞剂和胺碘酮逐渐加量可能有助于降低心律失常发生率。

（5）心梗后心衰和心律失常：急性心梗后，需要早期应用优化药物治疗包括β受体阻滞剂，以降低心律失常的风险。高危患者应在4～6周（或血运重建后3个月）后重新评估最佳的药物治疗，再考虑ICD作为初级预防。

伴有心绞痛、心力衰竭的心梗后患者风险极高，需要立即重新评估。应考虑血运重建以防反复缺血，和（或）早期植入ICD或应用可穿戴式除颤器。除非有特殊禁忌，所有心梗后患者应使用β受体阻滞剂进行治疗。

合并心律失常的心衰患者需要考虑到心律失常的高风险。而基础结构性心脏病限制了抗心律失常药物应用于有症状的患者。埋藏式复律除颤器治疗可有效降低左心室收缩功能严重降低患者的死亡率，有条件的患者建议早期植入。总之，心力衰竭合并心律失常是临床中的难题，一旦心衰患者发现有心律失常，建议及时找心血管专科医师就诊。

105. 心衰康复的"五大处方"

心脏康复的"五个处方"，包括药物处方（个体化用药指导、药物相互作用和不良反应管理、依从性的提高），运动处方（运动类型、频率、强度、时间期限），营养处方（个体化医学营养治疗、营养评估、营养诊断、营养干预），心理处方，戒烟处方，多学科相结合的综合康复解决方案。

心脏康复模式由多学科团队参与，包括医生、护士、理疗师、营养师、患者家庭成员、心理治疗师、运动康复师、临床药剂师、社会工作者。它以医生为主导，并由大量的非医生角色参与。其中还包括很多康复后的患者，组织不同的患者俱乐部。

心脏康复模式倡导全程关爱，可以分为三期。第一期康复在住院后12小时开始，未来的住院时间会越来越短。最关键的是二期康复，康复时间最少6个月，患者到康复落实个体化的"五个处方"。第三期既可在家里，也可回社区进行。

心脏康复模式，可减少心血管病病死率，是遏制再住院、控制医疗费用的最重要措施。研究表明，心脏康复能使总病死率下降20%，心血管疾病病死率下降30%，医疗费用大幅下降，医患关系和谐。心脏康复是多赢的事业，对延长患者的寿命、改善生活质量，合理使用医保费用、节约卫生资源，提升医院管理水平、培育医患关系、提升医院的社会满意度都有益。

七、心力衰竭的中医康复

106. 心力衰竭中医药康复的优势

（1）整体思维，调补脏腑阴阳。心力衰竭是由于心脏收缩功能或舒张功能减退导致的临床综合征，与全身多个器官及系统相互影响，而这些关系往往表现得相当复杂，如何协调心脏与其他器官及系统的关系，是临床经常遇到的难题，此时便常常需要运用整体观念。而在运用整体思维方面，中医药有一定优势。

全国著名老中医邓铁涛教授根据其"五脏相关"的学术思想，认为心衰病位在心，但"五脏相关"，他脏与心互相制约、互相影响，既可成为心衰的诱发或加重因素，反之又可因心衰致他脏功能失调或损害。邓老认为治疗心衰必须调补五脏之气血阴阳，不可局限于治心。

（2）因人制宜，注重个体化。心衰患者的个体差异非常大，常需要评估每个患者的具体情况，采用个体化的治疗；即便是同一个患者，在不同时期，其治疗方案也常常需要改变。这种趋势，实质上正朝着中医辨证论治的方向靠拢。然而，西医在评估患者状态时比较依赖各种辅助检查，一方面造成费用上升，另一方面也存在诸多不便。况且，在我国基层地区，设备配置及人员技术条件又相对落后的情况下，更使得定期评估患者的健康状态存在困难。中医采用望闻问切，结合天时地气，动态地对每个心衰患者进行评估，因人制宜，采用汤、膏、丸、散等不同剂型进行治疗，还可指导患者采用食疗、外治、艾疗、导引等多种康复方法减轻症状、改善体质，存在一定优势。

（3）改善症状，提高生活质量。西医和中医缓解心衰患者气促、水肿等主要症状的效果都很明显。但心衰常常伴有诸多其他症状，如口苦口干、头晕、心悸、乏力、胸闷、腹胀、腰膝酸软等，西药常常无能为力；同时许多心衰患者因忧虑病情而导致抑郁焦虑，出现失眠、精神压抑、出汗等，这些又严重影响了心衰患者的生活质量。而结合中医药的辨证论治，往往可以改善上述症状，提高心衰患者的生活质量。

（4）增强体质，预防心衰复发。感染是心衰复发的最常见诱因，如何预防感染发生，是一个困难而具有重要意义的问题。心衰患者多数为老年人，容易出现情绪低落、消化功能减退等情况，不敢进行身体锻炼，进而导致体质弱，抵抗力较差，容易感染。

中医历来在调理身体、增强体质方面，积累了相当丰富的经验。中医认为心病日久，脏腑之气渐衰。肺为娇脏，不耐寒热，易受邪侵。肺主皮毛，而皮毛又是防御外邪的主要屏障。肺气虚，不能宣发卫气外达以卫外，则抵抗差，每易招致外邪而致病。脾胃为后天之本，气血生化之源。通过健运脾气，扶正气，能抗御和清除外邪，同时也可调节和维持机体阴阳平衡以清除内邪，从而消除心衰发作的诱因，调整患者机体的免疫功能，促进各脏器之功能恢复，预防心衰复发，减少再住院率。难能可贵的是，除了常规的汤药外，中医还可根据不同的季节，教导患者采用食疗、导引等多种方法来改善机体的状态。

（5）减少药毒，延缓病程发展。心衰后期常常合并利尿剂抵抗、心律失常、低血压状态、肺部感染等，抗生素滥用增加细菌耐药性、抗心律失常药物的致心律失常作用导致西医治疗效果较差。通过正确地运用中医药，可减少强心药物、抗心律失常药物、抗生素等西药的运用，减少西药带来的副作用，并可延缓病程发展。

（6）讲究配伍，化解西药困惑。中药处方配伍讲究君臣佐使，药分四性五味，重视七情六欲。一方面，可按照个体差异，尽可能地提高疗效；另一方面，则可以利用药性之间的制衡关系，减少药物毒副反应。对某些服用地高辛后易出现恶心呕吐等中毒症状、服用 ACEI 易出现咳嗽、使用利尿剂易出现低钾低钠等副反应严重的患者，实践证明，有时候应用中医药可有效解决此类难题。

107. 中医对于"气喘"的治疗方法有哪些

①中药熏洗每天 1 次，时间约 15～30 分钟。②穴位注射：气虚选用黄芪针，阳虚选用参附针，每天 1～2 次，连用 7 天为 1 个疗程。③灸法：心俞、肾俞，气海、涌泉；每天 1 次，连用 7 天为 1 个疗程。④呼吸疗法：吹球练习。

108. 中医对于"胸闷"的治疗方法有哪些

①穴位贴敷：胸痛贴膏贴膻中及心俞穴理气止痛。②耳针：心、胸、小肠、交感、神门等。

109. 中医对于"心悸"的治疗方法有哪些

①耳针：交感、神门、心。方法：两耳交替，每隔 3 日 1 次。②音乐疗法：五行音乐疗法，选用徵调式乐曲，如《狂欢》《解放军进行曲》等乐曲。特点：旋律热烈欢快、活泼轻松，构成层次分明、情绪欢畅的感染气氛，具有"火"之特性，可入心。

110. 中医对于"水肿"的治疗方法有哪些

中药外敷治疗，选穴：中脘，下脘，关元、气海、足三里、三阴交，太冲，并配合红外线照射腹部约 20 分钟。

穴位注射：足三里穴位注射黄芪针。每天 1 次，连用 7 天为 1 个疗程。

中药封包：中药封包，在腹部来回揉搓，每次 15 分钟。

灸法：双足三里，上脘，中脘、下脘。每天 1 次，连用 7 天为 1 个疗程。

111. 中医对于"不寐"的治疗方法有哪些

①耳针：心、肾、交感、神门。方法：取其中 3～4 个穴位，两耳交替，每隔 3 日 1 次。②音乐疗法：选用宫调式乐曲，如《东湖秋月》《春江花月夜》《月儿高》《月光奏鸣曲》等。特点：风格悠扬沉静、淳

厚庄重，有如"土"般宽厚结实，可入脾，具有养心健脾，补肺利肾的作用。

112. 中医对于"情志"的调节方法有哪些

①耳针：心、肾、肝、神门；方法：取其中 3～4 个穴位，两耳交替，每隔 3 日 1 次；②中药熏洗：选用中药合适本人体质的熏洗方，每天 1 次，时间约 30 分钟。

113. 中医对于"便秘"的调节方法有哪些

①体针：选穴大肠俞、天枢、支沟，足三里。每天 1 次，每次留针 15 分钟，连用 7 天为 1 个疗程。②耳针：脾、胃、大肠、小肠，交感、内分泌。任取其中 3～4 个穴位，两耳交替，每隔 3 日 1 次。③灸法：上脘、中脘、下脘、脾俞、胃俞。每天 1 次，连用 7 天为 1 个疗程。④穴位埋线：主穴：天枢、大肠俞、肾俞。配穴：偏实者加巨虚、支沟；偏虚者加气海、脾俞。

114. 什么样的饮食结构有利于心力衰竭康复

（1）饮食宜清淡，容易消化，富有营养，勿吃肥甘厚腻之品，以高维生素、低热量、低盐、低脂，富含钾、镁及适量纤维素、蛋白质、碳水化合物为宜。

（2）不宜饱餐，少量多餐，多食水果蔬菜，避免刺激性食物。晚饭应早吃，无论任何点吃，晚饭后不进或少进食品和水分。

（3）少饮浓茶、咖啡，不饮高度烈性酒，可饮少量葡萄酒、淡酒。

（4）可行药膳辅助治疗，如黄芪党参淮山汤、桂枝丹参瘦肉汤、生脉粥、龙眼洋参饮、人参胡桃粥、龙眼枣仁饮、胡桃鲫鱼汤、莲子冬虫草炖乌鸡、虫草花西洋参炖瘦肉等。

115. 中医传统康复疗法对心力衰竭患者有什么好处

中医传统康复疗法是以中医基础理论为基础的，以整体观念和辨证论治为核心，采用中医传统疗法对心衰患者进行康复治疗的方法。中医传统康复疗法有：针灸，浮针、梅花针、拔罐、小针刀、穴位注射、放血疗法、推拿、中药调理等，对心力衰竭患者有独特的疗效。据临床观察，结合中医传统康复疗法，促进血液循环，防止压疮发生，预防感染，对改善患者心功能、稳定血压和心率、缓解负面情绪、提高患者运动耐量、改善患者生活质量和降低住院率均有明显的作用。

116. 治疗心力衰竭的中医传统疗法有哪些

（1）针灸：针灸作为我国古老的保健疗法，因其显著的疗效，已经在世界各地广为人们所接受。它是根据中医理论，采用毫针对人体的俞穴进行直接的刺激，对增强身体功能、疏通经络、调和阴阳、扶正祛邪、防病治病具有相当不错的医疗保健作用。

（2）浮针：浮针疗法是用一次性的浮针等针具在局限性疾病的周围皮下浅筋膜进行扫散等针刺活动的针刺疗法，是传统针灸学和现代医学相结合的产物。其具有适应性广、疗效确切快捷、操作方便、经济安全、无副作用等优点。

（3）推拿：推拿是一种中医自然疗法、物理疗法。医者运用自己的双手作用于病患的体表、受伤的部位、不适的所在、特定的俞穴、疼痛的地方，具体运用推、拿、按、摩、揉、捏、点、拍等形式多样的手法，以期达到疏通经络、推行气血、扶伤止痛、祛邪扶正、调和阴阳的目的。

（4）熏蒸：熏蒸疗法以中医药基本理论为指导，选中药，用煮沸后产生的气雾进行熏蒸，借药力热力直接作用于熏蒸部位，起到扩张局部血管、促进血液循环、温通血脉、祛毒杀菌、消肿止痛的作用，最后达到减轻心衰的目的。

（5）督灸：督灸是基于传统中医外治法的理论结合传统灸法的特点，进行创新的一种特色外治技术。督灸的治病作用是多方面的，也是镇痛药物所不及的。它涵括了经络、俞穴、药物、艾灸、发泡等多种因素的综合优势，具有益通经脉、温阳散寒、破淤散结的功效。

（6）浸泡：中药泡脚，既解乏又利于睡眠，属于中医足疗法之一，也是一种常用的外治法。脚是人体中离心脏最远的部位，脚部血管收缩，易诱发多种疾病。中医泡脚则可以根据体质选择用药，改善局部血液循环，祛除寒冷，促进代谢。心衰患者可以选用泡脚来改善症状。

（7）灌肠：灌肠法是用导管自肛门经直肠插入结肠灌注液体，以达到通便排气的治疗方法。能刺激肠蠕动，软化、清除粪便，并有降温、催产、稀释肠内毒物、减少吸收的作用。此外，亦可达到供给药物、营养、水分等治疗目的。对于长期卧床的心衰患者可以缓解便秘、排除体内废物、减轻心脏负担有一定的疗效。

117. 中医传统疗法有什么特点

中医传统疗法以中医基础理论为指导，总纲是整体观念和辨证论治。主要有以下特点（以外贴敷法为例）：

（1）简单易行，容易掌握。外敷贴法只需将一些药物敷贴于腧穴或病变部位上，外加胶布固定即可，不需煎药、注射，男女老幼患者均可选用，可操作性强。

（2）来源丰富，经济廉价。中药外敷贴选药广泛，有的还可以自己采集中草药，可尽量少花钱或者不花钱，减轻患者经济负担。

（3）适应证广，疗效显著。外敷法在临床上应用于内外妇儿五官科等各种疾病，使用灵活，奏效快捷，疗效明显。

（4）使用安全，减少毒副作用。中医传统疗法多为外敷，不用内服，可减少药物对胃肠的副作用，即安全可靠。若药物对刺激皮肤过敏，停药即可，症状可自行消除。

118. 中医传统疗法在治疗心力衰竭中起什么作用

心衰是由于心脏收缩功能或舒张功能减退导致的临床综合征，与心脏、肺、肝脏、肾脏、内分泌、免疫等全身多个器官及系统相互影响。运用中医传统疗法，可以发挥中医疗法的优势，更加整体兼顾患者病情，更加精细指导患者采用食疗、外治、艾疗等方法减轻症状，改善体质，提高生活质量，预防心衰复发，减少药毒，降低患者死亡风险。

119. 药物贴敷对心力衰竭有效吗

　　心力衰竭的证型多为心脾气虚，痰浊夹瘀；心肾阳虚，水饮凌心；心阳衰败，阴竭阳脱等。中医可用使用益气健脾，活血化瘀；温阳利水，化痰平喘；益气强心，回阳救脱法则治疗。该病初起，其病位主要在心肺两脏，久病可累及脾肾，临床以心气不足，心阳虚弱为本，心血瘀阻，水湿内停为标，常为本虚标实的虚实夹杂证。迁延日久，正气日衰，最终可发生心气虚衰，心阳欲脱的危重情况。而药物贴敷对治疗心力衰竭确实有效，主要是心力衰竭的稳定期，简便易学，作用迅速，容易推广，其优势是无严重不良反应，安全性高。准确选定穴位，按药方将研末好药物调成糊状，贴敷于选定穴位，每日 1 次，根据药物特点每次 2 ~ 8 小时不等。药物贴敷辅助治疗慢性心力衰竭，短期能改善患者的心衰症状及体征，改善患者生活质量，而且治疗效果比单独使用西医常规治疗更为显著；中药穴位贴敷可辅助治疗对慢性心力衰竭，但对心室重构的改善等长期疗效指标的影响不明确。

120. 常用的外用药物有哪些

　　药物贴敷采用中医辨证方法选用中药，再以中医经络学说为理伦依据，多数把药物研成细末，用水、醋、酒、蛋清、蜂蜜、植物油、清凉油调成糊状，或用凡士林呈凝固状的油脂、黄醋、米饭、枣泥制成软膏、丸剂或饼剂，或将中药汤剂熬成膏，或将药末散于膏药上，再直接贴敷穴位的治疗方法。常用的穴位贴敷药物主要选用桂枝、麻黄、白芥子、附子、细辛、生姜、麝香、甘遂、延胡索等。

　　常用的剂型有散剂、糊剂、膏剂、丸剂、饼剂、锭剂。其中散剂是穴位敷贴中最基本的剂型。根据辨证选药配方，将药物碾成极细的粉末，将药物加溶剂调和后，后用纱布、胶布固定，或将药末撒布在普通黑膏药中间敷贴穴位。散剂制法简便，剂量可以随意变换，药物可以对证加减，且稳定性较高，储存方便。由于药物粉碎后，接触面较大，刺激性增强，故疗效迅速。而另一种常用的是膏剂。有硬膏和软膏两种。硬膏易于保存且作用持久，用法简便。硬膏制作方法是将药物放入植物油内浸泡 2 日后，经过加热制作后收膏，摊贴穴位。软膏则是将药物粉碎为末过筛后，加入醋或酒，熬成膏状，摊贴穴位，定时换药。也可将适量药末加入葱汁、姜汁、蜜、凡士林等调成软膏，摊贴穴位。软膏渗透性较强，药物作用迅速，有黏着性和扩展性。

121. 药物贴敷常选用哪些穴位

　　原则上采用经络辨证的方法，只要辨证准确，身体个穴位都可使用。穴位贴敷避开口眼、黏膜等位置，均可贴敷。由于心力衰竭多为心脾肾阳虚，肺气不固，故选用病变脏腑的俞穴、募穴配合运用，以发挥其协同作用。俞穴，即膀胱经第一侧线上腰背部的穴位；募穴，位于胸腹部，故又称为"腹募穴"。由于背俞穴和募穴都是脏腑之气输注和会聚的部位，在分布上大体与对应的脏腑所在部位的上下排列相接近，因此，主要用于治疗相关脏腑的病证。俞穴，即膀胱经第一侧线上腰背部的穴位；募穴，位于胸腹部，故又称为"腹募穴"。如选用心俞、肺俞、肾俞、三焦俞，配关元、气海、中脘、膻中。还可选用命门、内关、足三里、丰隆等穴位。

122. 自我艾灸疗法方便可行吗

　　艾灸疗法是运用艾绒或其他药物在体表的穴位上烧灼、温熨，借灸火的热力以及药物的作用，通过经络的传导，以起到温通气血、扶正祛邪，达到防治疾病目的的一种治法。它是一种独立的治疗保健方法，起源于中国原始社会，人们利用火以后，被火灼伤，发现具有治病、疗伤的效果，而逐渐产生的。

　　从传统理论来说，艾灸可治疗各种虚寒性疾患。所谓"针所不为，灸之所宜"。研究表明治灸法能够活跃脏腑功能，旺盛新陈代谢，产生抗体及免疫力，所以长期施行保健灸法，能使人身心舒畅，精力充沛，祛病延年。施灸对于血压、呼吸、脉搏、心率、神经、血管均有调整作用；能使对血液、内分泌、血脂及体内代谢起到显著的调节作用。

自我艾灸采用悬灸法为多，方法简便，取点燃艾条在穴位上方施灸，距皮肤 2 ~ 3cm，使患者局部有温热感而无灼痛为宜，一般每处灸 5 ~ 7 分钟，至皮肤红晕为度。可采用雀啄灸（像鸟雀啄食一样，一上一下地活动施灸）和回旋灸（均匀地上、下或向左右方向移动或作反复地施转施灸）等手法，亦可使用艾灸盒固定艾条施灸。操作时注意及时清除艾灰，避免烫伤皮肤。

在心衰缓解期可选用关元、命门、中脘、足三里等穴位，通过艾灸即可温补脾肾，补益肾气，提高人体免疫力，促进身体健康。

123. 沐足能治疗心力衰竭吗

药沐疗法是在中医理论指导下，选配一定的中草药，经过加工制成中药沐液，进行双足局部浸沐的外治方法，具有明确防治疾病、强身保健的保健作用。但忌空腹时、餐后立即沐足；忌沐足当风；沐足水温不宜过高；忌用力搓擦皮肤；忌在水中久泡，每次 20 分钟即可，亦不宜过勤。水温一般以 38 ~ 43℃为好，如果温度过高，会使人体热量不易散发，容易发生虚脱，甚至烫伤，因此水温切忌过高，通常应从 38℃开始，逐渐增至 40 ~ 42℃。

人的双足素有"第二心脏之称"，可以帮助心脏把远端的血液回收，从而大大减轻心脏的负担，无形中起到了泵血功能。在这过程中，脚的确充当了"第二心脏"的角色。脚上存在着与人体各脏腑器官相对应的反射区，调节全身健康状况的许多经络和穴位，对大脑的功能有调节作用，并且通过中枢神经间接调节内脏功能，对维持健康意义重大。心力衰竭病情很不稳定，对足部反射区的刺激可能会引起强烈反应，使病情复杂化，故心衰稳定期可沐足。沐足的频率根据时节不同应有别，每次时间以 15 ~ 20 分钟为宜，不得超过 30 分钟，沐足的次数，一般每天 1 次，因治疗需要也可以每天 2 次，但老年人应以每天 1 次为宜。若因劳作汗出很多，需随时沐足。一般人在冬季可每日一次，夏季每日两次。

124. 耳穴贴压是怎样治疗心力衰竭的

耳穴就是分布于耳廓上的腧穴，这些穴位也叫反应点、刺激点。耳与脏腑经络有着密切的关系。各脏腑组织在耳廓均有相应的反应区（耳穴）。刺激耳穴，对相应的脏腑有一定的调治作用。刺激耳穴的主要方法有：针刺、埋针、放血、耳穴贴压、磁疗、按摩等。人体某一部分有病时，就会反应在耳廓的一定部位上，这些部位就是耳针治疗的刺激点，统称为耳穴。耳穴的分布，特别是在耳廓前面，有一定的规律性，就像一个头部朝下臀部朝上的胎儿。也就是说：与头面部相应的耳穴，分布在耳屏和耳垂；与上肢相应的分布在耳舟；与躯干相应的分布在对耳轮；与下肢及臀部相应的分布在对耳轮上、下脚；与盆腔相应的，分布在三角窝；与消化道相应的分布在耳轮脚周围；与腹腔相应的分布在耳甲艇；与胸腔相应的分布在耳甲腔；与鼻咽部相应的分布在耳屏等。

耳穴贴压疗法具有诊断、预防、治疗、保健四位一体的优点。当人体内脏或躯体有病时，往往会在耳郭的一定部位出现局部反应，如压痛、结节、变色、导电性能等。利用这一现象可以作为诊断疾病的参考，或刺激这些反应点（耳穴）来防治疾病。

耳穴贴压一般用中药王不留行子敷贴，也可用白芥子、绿豆等。也有用磁珠（磁铁粉制成的圆珠）的。先行常规消毒，左手托住耳廓，右手用止血钳将粘有上述圆形颗粒物的胶布对准所选耳穴贴压，并用手指轻压耳穴 1～2 分钟。一般留压 3 天，每天上、下午由患者自行轻压敷贴部位各一次，每次 1 分钟左右。

125. 气功疗法如何指导心力衰竭患者的养生

气功疗法种类较多，可按练功时肢体是否运动可分为静功、动功和动静功三种。静功有松静功、内养功、强壮功等，肢体不动。动功有太极拳、五禽戏、八段锦、易筋经等。动静功则是将静功和动功有机地结合起来。

气功疗法适合长期反复的锻炼，达到自我入静的放松。不论何种功法，练功时都需要调意、调身和调息。即调节自己的呼吸，有意识地进行一呼一吸的训练，延长吸气或呼气的时间。并调节全身气机升降。气功疗法的应用范围很广，对心力衰竭的患者有一定疗效，但在如何选择各种功法时，发作期可以静功为主，重在调息，可达到身心放松和入静的境界。对于呈现轻度心身不适包括体弱、营养不良、精神不振等也能起到强身保健的作用。

平时锻炼时主要常以坐式为主。舒适地坐在椅子上，头部伸直向前，双眼微闭，肢体放松，两手轻置在两腹侧。先采用自然呼吸，逐步地转入腹部均匀呼吸。只有尽量消除精神上的紧张才能做到肌肉关节的放松，而肌肉关节的放松可进一步解除精神上的紧张，两者相互促进。通过意念引导从头部各肌肉开始放松，面部各部位肌肉的放松，如此顺序向下，再至颈部、左右上臂、前臂、手指，再至胸部，前胸、后胸、腹部，腰部。练坐功时放松到臀部，练站功时要放松到两足。经过一段放松功的锻炼，各部位肌肉关节随意念所指而能轻易地松弛后，即可进行呼吸锻炼。开始时可随自然呼吸默念"呼"和"呼"词，然后逐步地默念"吸"词同时吸气，将气吸至小腹脐下丹田处，停留数秒，再默念"呼"词，将气缓慢地呼出，如此以意领气，周而复始，使之变成均匀、缓慢而深沉的呼吸，也可将气按经络路线向全身运行。开始练功时如不易做到放松，也可用录音机播放放松训练程序的录音地来促进全身各部位肌肉的放松和呼吸的调整。开始练功时入静比较困难，不能急于求成。练功时间一般在早上、晚上环境安静时为宜。如条件许可白天也可加练 1 次，每日 3 ~ 4 次，每次约 30 分钟。每日练功次数和练功时间可按情况增加减少，灵活掌握，但必须持之以恒。

126. 太极拳和八段锦对心力衰竭康复有好处吗

太极拳和八段锦对心力衰竭康复有很大好处，是一种心 - 身运动，不但关注姿势，也重视调节呼吸和冥想。这些运动可以安定心神，调节精神，促进各种器官生理活动和谐，有利于祛病、健身和延年。首先了解一下两者的差别：太极拳流派、套路较多，从 24 式到 84 式，各种特点都有。相对于八段锦，太极拳专业性强，但身心协调要求高，心力衰竭、心功能较差的患者不适宜整套练习。八段锦气功方法对身体有好处，可以全面疏通人体经络，是一套很不错的健身术。虽说这套健身术功法叫作健身气功，但是易学易练，而且和太极拳有异曲同工之妙，动作少，比太极拳更容易，能够用几个简单的动作比较全面地疏通人体经络，达到祛病健身的目的。选用一些动作起到调理作用，亦可循序渐进，逐渐增加招式及难度。不可操之过急，应逐渐推进，持之以恒，方能达到最佳疗效。各种研究表明，太极拳和八段锦等中国传统的健身方法能够让心血管病患者获益。太极拳、气功和八段锦并不是单纯的运动。以往的研究已证明，太极拳对心血管病患者大有裨益，这类运动能使收缩压降低 10mmHg，舒张压降低 5mmHg，达到预防冠心病的作用。

127. 音乐疗法对心力衰竭康复有好处吗

音乐治疗是近年来新兴的边缘学科。这种治疗方法是运用音乐特有的生理、心理效应，通过治疗师的评估并挑选专门设计的音乐为患者提供治疗，以达到消除心理障碍、恢复身心健康的目的。中国古代有"五音疗疾"的记载，近年来火热的五行音乐，则是把阴阳五行、整体理论与音乐结合。五音，即角、徵、宫、商、羽，对应五行，即木、火、土、金、水，与五脏（肝、心、脾、肺、肾）的功能活动，人的五志（怒、喜、思、忧、恐）相连。该疗法能影响人体气机运化，平秘阴阳，调理气血，保持体内气机平衡。根据四时变化更替，以及性别、年龄和情绪的不同，从而出现气机运化的不平衡，来选用不同音调；与天地自然及人体气机变化相对应的五行音乐，五种调式的音乐因选用的主音不同，旋律和配器不同，所发出的声波和声波形成的场质不一样，故对脏腑及情志的作用也各有所异。对与心衰患者来说，徵调为夏音，以徵音为主音，属火，主长，通于心，能促进全身气机上炎。具有养阳助心、疏导心经的作用。用于治疗，可防治心脾两虚、内脏下垂、神疲力衰、神思恍惚、胸闷气短、情绪低落、形寒肢冷等病证。其风格热烈、活泼、欢畅，具有"火"的特性，可入心经，并疏导小肠经，使人血压平稳，心神和谐。代表曲目有《喜相逢》《百鸟朝凤》《紫竹调》等，可以改善神不守舍、心烦气躁等现象，让心处于沉稳、和谐的生理状态之中。

128. 推拿疗法对心力衰竭有好处吗

推拿是中医学的有机组成部分，其理论基础包括阴阳五行、气血津液和脏腑经络等学说。近年来，还结合近代的人体解剖学、生理学来诊查疾病，重视辩证和辨病的相结合。它具有疏通经络、滑利关节、调整脏腑阴阳、增强人体抗病能力等作用，其主要作用途径是在人体体表的经络穴位上施用手法，通过经络内联外络，气血循行而产生局部或全身的作用。

慢性心力衰竭发生后常导致胃肠道血运减少，发生缺血缺氧，胃肠道瘀血，消化吸收功能下降，出现腹胀、食欲减退、便秘、泄泻等症状。从中医角度将，因为心气不足，导致脾胃虚弱，这时可以按摩足三里、天枢、中脘等穴位，具有调和气血、强健脾胃、扶正培本等作用，促进胃肠功能恢复。推拿疗法有疏通经络、推行气血等作用，对于心力衰竭患者，可以改善患者的血液运行，减轻心脏负担，缓解症状。

另外，有的慢性心衰患者常被迫采取右侧卧位，推拿疗法对预防患者肺部感染、预防褥疮，促进气血运行有较好的帮助。

129. 哪些心力衰竭患者可以做推拿康复

一般来说，对于慢性心力衰竭患者，气促不是很明显，血压、心率控制平稳的患者均可做推拿康复。但对于急性心力衰竭、感染比较严重、严重心律失常、基础疾病较多、病情较差的患者，暂时不推荐做推拿康复，待病情稳定后再视情况而定。

130. 心力衰竭推拿康复需注意哪些问题

（1）推拿过程中，要及时关注患者对手法的反应，以便及时调整手法刺激强度。

（2）心衰急性发作时，患者应静卧休息。手法刺激切忌过重，以患者感到酸胀即可，若手法过重反而有可能加重症状。

（3）在严重心力衰竭时一般不宜使用。

（4）循序渐进。推拿手法的次数要由少到多，推拿力量由轻逐渐加重，推拿穴位可逐渐增加。

（5）持之以恒。推拿康复都不是一两天就有效的，常须积以时日，才逐渐显出效果来，所以应有信心、耐心和恒心。

（6）推拿后有出汗现象时，应注意避风，以免感冒。此外，在过饥、过饱、酗酒或过度疲劳时，也不要作推拿。

（7）局部皮肤破损、溃疡、骨折、结核、肿瘤、出血等，禁止在此处作推拿保健。

131. 推拿常见的保健穴有哪些

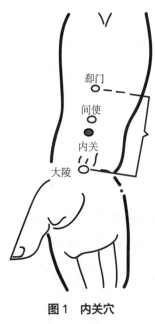

图1 内关穴

（1）内关穴：伸开手臂，掌心向上，握拳并抬起手腕，可以看到手臂中间有两条筋，内关穴就在离手腕距离两个手指宽的两条筋之间。按揉内关穴有助于血气畅通，用大拇指垂直往下按，每次按揉3分钟左右，直至局部感到酸麻。

（2）神门穴：其位于手掌侧腕横纹尺侧端梢方凹陷处，被喻为神气游走出入的大门，可用拇指端点按入。

（3）膻中穴：其位于胸部正中线上，平第四肋间处，可用拇指指端按压或用大鱼际平揉。

（4）伏兔穴：在大腿前面，当髂前上棘与髌骨外侧端的连线上，髌骨上缘上6寸，可用掌根按揉。

（5）关元穴：位于脐下四指处，是任脉的穴位，位于人身阴阳元气交关之处，能大补元阳而得名，能治疗"诸虚百损"。

（6）中脘穴：在腹部正中线上，胸骨下端与肚脐连接线中点处，按压时会有酸痛感，用手掌轻揉，可促进消化；同时可以按揉天枢穴（位于肚脐旁 2 寸处）加强疗效。

（7）合谷穴：又称虎口，位于拇指和
食指合拢后，隆起肌肉最高处，可通过指
压合谷穴来缓解，力道以感到酸、麻、胀
为宜。

（8）后溪穴：手握拳时，掌指关节后
横纹的尽头处。坐在电脑面前，可以把双
手后溪穴的这个部位放在桌子沿上，用腕
关节带动双手，轻松地来回滚动，即可达
到刺激效果。抽出三五分钟的时间来，随

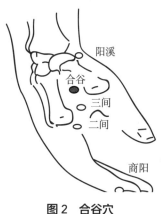

图2　合谷穴

手动一下，坚持下来则对颈椎、腰椎有着非常好的养护作用。

（9）委中穴：位于膝内窝腘窝横纹处中点。中医讲，"腰背委中
求"，常按委中穴可以通畅腰背气血。长期久坐、姿势不当造成腰背和
肩膀不舒服的上班族或常感腰酸背痛的老年人，按揉委中穴时，力度以
稍感酸痛为宜，一压一松为 1 次，一般可连续按压 20 次左右。

（10）阳陵泉穴：在小腿上，找它的时候要端坐不动，用手摸腿，
膝关节外下方有一个突起，叫腓骨小头，腓骨小头前下方的凹陷就是阳
陵泉的位臵。平时按揉阳陵泉，再配合活动肩膀，可以缓解肩膀周围的
疼痛。

（11）足三里穴：民间一直有"常按足三里，胜吃老母鸡"的说
法，足三里的位臵在外膝盖窝下方 3 寸。足三里对高血压、冠心病、肺
心病、脑出血、动脉硬化等心脑血管疾病有很好的预防作用。白领和亚
健康人群，每天按压足三里 10 分钟，能减轻工作压力，缓解疲劳。

（12）三阴交：被称为女人的穴位，位于小腿内侧，脚踝骨的最高
点往上 3 寸处。按揉三阴交，有助于打通人体淤塞。

（13）公孙穴：公孙穴在足内侧缘，第一跖骨基底部的前下方，赤
白肉际处。在办公室取坐姿，两手拇指分别按住该穴位，深呼吸渐渐用
力揉按 20～30 次，每次每穴按压 5～10 分钟。白领人群吃饭常常不规
律，十有八九有肠胃病。有空多按摩公孙穴，对脾胃有帮助。

（14）涌泉穴：为肾经之首，位于足底，在足掌的前 1/3、屈脚趾时的凹陷处。民间有"三里涌泉穴，长寿妙中诀；睡前按百次，健脾益精血"的说法。每天洗脚后，用双手大拇指按摩两足底涌泉穴 10 分钟左右，有助睡眠。神经衰弱的人，可将时间延长为半个小时。天气转暖后，可赤脚或穿袜在鹅卵石路上散步，刺激涌泉穴。

132. 自我按摩的手法如何选择

按：用手指或手掌在皮肤或穴位上有节奏地按压。按压方向要垂直，且不做移动，用力由轻到重，稳而持续，逐渐加重，操作结束时，力度宜逐渐减轻。

摩：用手指或手掌在皮肤或穴位上进行柔和的摩擦。适用于肩背部、腰腹部，鱼际摩法适用于四肢。

推：用手指或手掌向前、向上或向外推挤皮肤肌肉。着力部位要紧贴皮肤，用力要稳，速度要均匀。适用于全身。

拿：用一手或两手拿住皮肤、肌肉，向上捏起，随后又放下。

揉：用手指或手掌在皮肤或穴位上进行旋转活动。动作宜轻柔而和缓。

搓：用单手或双手搓擦肢体。

掐：用手指使劲压穴位。常用于面部或四肢穴位，掐后常继以揉法，以缓解不适。

点：用单指使劲点按穴位。

叩：用掌或拳叩打肢体。用于肩背、腰臀及四肢等肌肉丰厚等部位。

颈部按摩多选用推、揉、叩等手法。腰背部按摩多选用推、摩、揉、按、叩、点等手法。上肢按摩多选用推、摩、揉、按、叩、点、搓等手法。下肢按摩多选用按、摩、推、拿、揉、搓、掐、点、叩等手法。